Basis*werk* AG

J. van Amerongen, Hoogeveen, Nederland   *Serieredacteur*
C.R.C. Huizinga-Arp, Amersfoort, Nederland   *Serieredacteur*
J.M. Birza-Holthof, Groningen, Nederland   *Serieredacteur*

Dit boek *Productzorg voor apothekersassistenten* is onderdeel van de serie Basiswerken AG voor de mbo-opleidingen voor dokters-, apothekers- en tandartsassistenten.

Reeks Basis*werk* AG
De boeken in de serie Basiswerken AG bieden kennis voor de opleidingen op mbo-niveau voor dokters-, apothekers- en tandartsassistenten. Bij veel uitgaven zijn online aanvullende materialen beschikbaar, zoals video's, protocollen, toetsen etc.

Bestellen
De boeken zijn te bestellen via de boekhandel of rechtstreeks via de webwinkel van uitgeverij Bohn Stafleu van Loghum: www.bsl.nl.

Redactie
De redactie van de serie Basiswerken AG bestaat uit Jan van Amerongen, Carolijn Huizinga-Arp en Jacquelien Birza-Holthof, die ieder de uitgaven van één van de opleidingen coördineren. Zij hebben zelf ook boeken binnen de serie geschreven.

Jan van Amerongen is als arts (niet-praktiserend) verbonden aan het Alfa-college te Hoogeveen. Daarnaast is hij actief bij de nascholing van doktersassistenten in Noord-Nederland.

Carolijn Huizinga-Arp is werkzaam als openbaar apotheker, actief in verschillende bestuurlijke functies en vanuit haar eigen schrijfbureau betrokken bij de ontwikkeling van (e-)cursussen voor apothekersassistenten, doktersassistenten, huisartsen en apothekers.

Jacquelien Birza-Holthof is als docent verbonden aan de opleiding voor tandartsassistenten van Het Noorderpoort te Groningen.

Y.M. Groot-Padberg

Productzorg voor apothekers-assistenten

Vijfde, herziene druk

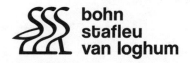

bohn
stafleu
van loghum

Houten 2021

Y.M. Groot-Padberg
Soest, Nederland

ISSN 2468-2381 ISSN 2468-239X (electronic)
Basiswerk AG
ISBN 978-90-368-2613-6 ISBN 978-90-368-2614-3 (eBook)
https://doi.org/10.1007/978-90-368-2614-3

Eerste druk, 2003 (titel: Bereiden in de apotheek)
Tweede druk, 2005 (titel: Bereiden in de apotheek)
Derde druk, 2008 (titel: Bereiden in de apotheek)
Vierde druk, 2016 (titel: Productzorg)
Vijfde, herziene druk, 2021 (titel: Productzorg voor apothekerassistenten)

NUR 870
Basisontwerp omslag: Studio Bassa, Culemborg
Automatische opmaak: Scientific Publishing Services (P) Ltd., Chennai, India

Bohn Stafleu van Loghum
Walmolen 1
Postbus 246
3990 GA Houten

www.bsl.nl

Voorwoord

De vijfde druk van het boek *Productzorg voor apothekersassistenten*[1] is gericht op het beschikbaar stellen van geneesmiddelen en zelfzorgmiddelen, voorraadbeheer en logistiek.

Deze vijfde druk maakt gebruik van geactualiseerde versies van FNA- en LNA-procedures, zoals te vinden op de website van de KNMP Kennisbank.

Deze uitgave sluit naadloos aan op kerntaak 3 (biedt productzorg) van het kwalificatiedossier MBO Apothekersassistent. Het boek wil de basis leggen voor een beginnend beroepsbeoefenaar, zodat deze in staat is om zelfstandig producten af te leveren inclusief de correcte productinformatie.

In deze vijfde druk is een aantal nieuwe hoofdstukken opgenomen. Onderwerpen als voor toediening gereedmaken, houdbaarheid, functie van hulpstoffen en basisscheikunde worden hierin uitgebreider behandeld dan in de vorige uitgave. De verdiepende kennis, behorende tot het keuzedeel 'bereiden en aseptisch handelen', is ondergebracht in een aparte uitgave.

De docent is vrij in de keuze en volgorde van de hoofdstukken, vanzelfsprekend binnen de grenzen van het kwalificatiedossier.

Wij hopen met dit basiswerk een bijdrage te leveren aan het onderwijs ten aanzien van productzorg.

Yvonne Groot-Padberg
Soest

---

1 We spreken in dit boek over apothekersassistente, omdat het merendeel vrouwelijk is. Waar 'hij' staat, kan ook 'zij' gelezen worden en andersom.

Inhoud

Klaarmaken van het recept

Samenvatting

Dit hoofdstuk beschrijft hoe de route van een recept in de apotheek is. Na ontvangst wordt het recept in het apotheekinformatiesysteem (AIS) ingevoerd en wordt er een etiket gemaakt. Het etiket wordt met bijhorende aanwijzingen over gebruik en bewaring op de verpakking geplakt. Voor afleveren vindt controle plaats van alle gegevens. Ook kijkt men of het geneesmiddel echt is en geen vervalsing. Om vervalsingen tegen te gaan is een Europese richtlijn opgesteld, de Falsified Medicines Directive (FMD-richtlijn).

© Bohn Stafleu van Loghum is een imprint van Springer Media B.V., onderdeel van Springer Nature 2021
Y. M. Groot-Padberg, *Productzorg voor apothekersassistenten*, Basiswerk AG,
https://doi.org/10.1007/978-90-368-2614-3_1

1

Leerdoelen
Je kunt:
- uitleggen welke stappen er gezet worden vanaf de ontvangst van een recept tot het moment dat een geneesmiddel klaar is voor aflevering;
- toelichten wat FMD is;
- uitleggen hoe je moet handelen bij afleveren.

1.1   Inleiding en basisleerdoelen

Eén van de voornaamste taken van een apothekersassistent is het klaarmaken van een recept. Dit gaat in verschillende stappen.

Opmerking vooraf: dit eerste hoofdstuk behandelt een aantal onderwerpen die veel uitgebreider aan bod komen in het *Basiswerk AG Zo werkt het in de apotheek*. Zo lees je in dit hoofdstuk wat je moet doen als je een recept aanneemt in de apotheek, waarop je moet letten bij recepten voor eigen bereidingen en waar je bij aanschrijven en etiketteren op moet letten. Je leert wat er allemaal op een etiket komt te staan en op welke manier in Europa is geregeld dat mensen geen vervalste medicijnen kunnen krijgen.

1.2   Ontvangst van het recept

Verreweg de meeste medicatie die de apotheek verstrekt, is medicatie op recept. De meeste medicatie is kant-en-klaar aanwezig of verkrijgbaar. Maar in sommige gevallen moet het gewenste geneesmiddel worden bereid. Bijvoorbeeld omdat er geen geschikt handelspreparaat verkrijgbaar is. Of omdat de patiënt vanwege een beperking het handelspreparaat niet kan innemen. Denk bijvoorbeeld aan slikklachten.

Wanneer blijkt dat het gewenste geneesmiddel niet kant-en-klaar verkrijgbaar is, staat de apotheek voor de keuze het middel zelf te bereiden of de bereiding elders te bestellen. Door allerlei omstandigheden is de bereiding de laatste jaren verschoven vanuit de apotheek naar gespecialiseerde bereidingsapotheken.

Ongeacht of de apotheek zelf bereidt of de bereiding elders bestelt, doet de apotheek er in beide gevallen verstandig aan van tevoren na te gaan of de verstrekte bereiding rechtstreeks in rekening gebracht kan worden bij de zorgverzekeraar van de patiënt en tegen welke prijs. In sommige gevallen vergoeden zorgverzekeraars eigen bereidingen namelijk niet. De patiënt zal dan van tevoren hierover moeten worden ingelicht en akkoord moeten gaan met de kosten van de eigen bereiding. Als de patiënt het bedrag niet kan of wil betalen, rest de apotheek geen andere mogelijkheid dan met de voorschrijver in overleg te gaan en te kijken naar het best mogelijke betaalbare of vergoede alternatief.

1.3 Aanschrijven en etiketteren

Wanneer het recept in ontvangst is genomen, voert de apothekersassistente het recept in de computer in. Apotheken hebben voor deze receptverwerking een speciaal apotheekinformatiesysteem (AIS). Dit AIS genereert uiteindelijk een etiket met daarop tal van gegevens, bijvoorbeeld:

- de naam van de patiënt;
- de naam van de voorschrijver of een afkorting daarvan;
- de datum;
- de naam van het geneesmiddel;
- de sterkte van het geneesmiddel;
- de hoeveelheid van het geneesmiddel (bijv. 30 paracetamol 500 mg tabletten);
- het gebruik;
- bijzondere aanwijzingen voor het gebruik indien aanwezig;
- bijzondere waarschuwingen indien van toepassing;
- bewaarcondities indien van toepassing;
- bewaartermijn indien van toepassing.

De naam van de apotheker en de apotheek, alsook het adres en telefoonnummer zijn altijd terug te vinden op het etiket. Sommige apotheken gebruiken voorgedrukte etiketten; andere apotheken printen deze informatie mee.

Om de attentiewaarde van bijzondere aanwijzingen, waarschuwingen of condities nog verder te vergroten wordt behalve van het etiket ook gebruikgemaakt van speciale stickers. ◘ Figuur 1.1 laat wat voorbeelden zien.

1.4 Voor afleveren

Voordat een geneesmiddel wordt afgeleverd, moet gecontroleerd zijn of de gehele verpakking in orde is en of het geneesmiddel echt is en geen vervalsing. De Europese richtlijn die hiervoor is opgesteld, heet Falsified Medicines Directive, afgekort tot FMD.

1.4.1 Falsified Medicines Directive (FMD)

In de richtlijn staat dat elke verpakking van een receptplichtig geneesmiddel in Europa een uniek serienummer moet hebben. Dit nummer is vastgelegd in een centrale database. Bij afleveren moet het serienummer afgemeld worden. Apotheekmedewerkers mogen alleen medicijndoosjes met geldige serienummers uitgeven. Dit is een maatregel tegen vervalsingen.

Daarnaast verplicht de richtlijn tot het aanbrengen en controleren van een verzegeling op geneesmiddelverpakkingen.

Het serienummer staat op de verpakking in de vorm van een tweedimensionale code (◘ fig. 1.2).

1

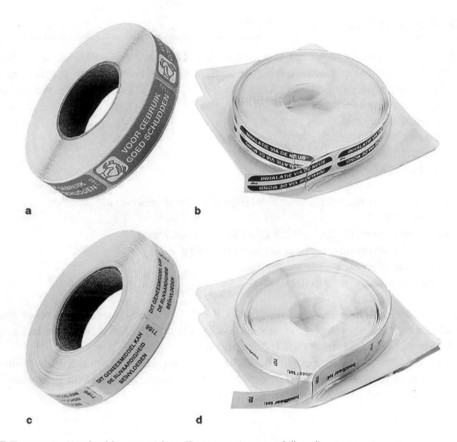

a

b

c

d

◘ Figuur 1.1 Voorbeelden van stickers. (Bron: ▶ www.spruyt-hillen.nl)

◘ Figuur 1.2 Tweedimensionale code

1.4.2 FMD in de apotheekpraktijk

In de praktijk betekent het omgaan met de FMD dat er verschillende momenten zijn waarop een geneesmiddel gecontroleerd kan worden (◘ fig. 1.3).

1.4.3 Bij binnenkomst in de apotheek

In sommige apotheken worden de geneesmiddelen gescand na ontvangst van de bestelling. Met het scannen van de tweedimensionale code wordt de verpakking direct afgemeld bij de centrale database. Zo weet je zeker dat alle geneesmiddelen die op voorraad zijn niet vervalst zijn. Nadeel is dat een geneesmiddel dat retour gestuurd wordt naar de groothandel weer aangemeld moet worden.

1.4.4 Bij afleveren

Als een geneesmiddel bij afleveren gescand wordt, wordt het serienummer meteen gecontroleerd. Daarnaast moet de verzegeling op de verpakking gecontroleerd worden.

In beide gevallen geldt: kan de apotheekmedewerker het nummer afmelden en is er niet geknoeid met de verzegeling, dan mag hij het geneesmiddel aan de patiënt meegeven. Staat het unieke serienummer niet in de centrale database of is er geknoeid met de verzegeling? Dan mag de apotheekmedewerker het doosje niet uitgeven en moet hij instanties als de Inspectie Gezondheidszorg en Jeugd (IGJ) en de fabrikant waarschuwen.

(Bron: ► https://tinyurl.com/Medicines-Directives)

1.4.5 Overige controles

Daarnaast wordt gecontroleerd of het geheel van geneesmiddel en etiket klopt.
- Is de juiste patiënt geselecteerd?
- Is het juiste geneesmiddel aangeschreven?
- Is de juiste hoeveelheid aangeschreven en gepakt?
- Klopt het gebruik?
- Zijn alle gewenste stickers geplakt?
- Klopt de houdbaarheidsdatum (indien van toepassing)?

Verder houd je rekening met eventuele contra-indicaties, wisselwerkingen of intoleranties. Natuurlijk wordt bij deze controle ook nagegaan of het middel wel zo lang houdbaar is als de gebruiksduur en hoeveelheid op het recept gebieden. Het zou natuurlijk niet goed zijn als je als patiënt thuiskomt met een kuurtje dat je een week volgens voorschrift van de huisarts moet gebruiken en je komt dan tot de ontdekking dat het kuurtje na een dag al niet meer houdbaar is. Of nog erger: je hebt een product meegekregen dat al over zijn uiterste gebruiksdatum heen is.

Nadat het geneesmiddel is klaargemaakt voor aflevering wordt het weggezet, tenzij de patiënt staat te wachten. Koelkastproducten worden vanzelfsprekend bewaard in de koelkast. Overige middelen worden weggezet volgens het systeem dat de apotheek hiervoor gebruikt.

1

AAN DE SLAG MET **FMD**

WELKE VERZEGELINGEN KAN IK TEGENKOMEN*
VERZEGELING IS ALTIJD AANGEBRACHT OP DE BUITENSTE VERPAKKING

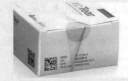
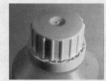

Doosje dicht gelijmd (met perforaties)   Zegels of stickers (met of zonder hologram)   Draai en open

Meerdere variaties mogelijk

WELKE CODE **WEL** INSCANNEN

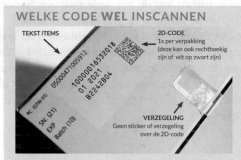

TEKST ITEMS

2D-CODE
1x per verpakking
(deze kan ook rechthoekig
zijn of wit op zwart zijn)

VERZEGELING
Geen sticker of verzegeling
over de 2D-code

De verpakking moet aan de volgende eisen voldoen:

- **2D-code** (naast, onder of boven de tekst items)

- **Verzegeling** intact

- **Tekst items** (staan zichtbaar op de verpakking)
  - Productcode of GTIN;
  - Serienummer
  - Vervaldatum
  - Batchnummer

WELKE CODE **NIET** INSCANNEN

Streepjescode

QR-code

Bij het ontbreken van één van de volgende:
- 2D-code
- Verzegeling

LET OP:

De Indiase 2D-code lijkt op de
FMD 2D-code.

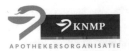

Het betreft hoogstwaarschijnlijk een Indiase 2D-code als het antwoord
op alle drie de vragen 'ja' is:
1 Start de GTIN-code met een ander cijfer dan de '0'?

2 Staat er een streepjescode op de verpakking, maar zijn de 13 cijfers
in de streepjescode anders dan de laatste 13 cijfers van de
GTIN-code van de 2D-code?

3 Heeft de verpakking geen verzegeling?

⊇KNMP

APOTHEKERSORGANISATIE

◻ **Figuur 1.3**   KNMP-poster hoe om te gaan met FMD

Er zijn verschillende mogelijkheden, zoals:

- op patiëntnaam of -adres;
- op nummer, waarbij het nummer door de computer gegeven wordt (dit gebeurt in de meeste apotheken waar gebruikgemaakt wordt van een track-and-tracesysteem).

Het is belangrijk dat het geneesmiddel gemakkelijk terug te vinden is als de patiënt zijn geneesmiddel komt ophalen en dat het juiste geneesmiddel aan de juiste patiënt wordt meegegeven.

Arbeid en milieu bij het werken in de apotheek

Samenvatting

Bij het werken in de apotheek hebben we met veel aspecten te maken. Je werkt met elektrische apparatuur en met chemische stoffen. Bij ondeskundig gebruik kunnen ongelukken gebeuren of kan schade aan de gezondheid ontstaan. In de Arbowet staan regels om de veiligheid van werknemers te waarborgen. Ook de Cao Apotheken geeft richtlijnen om de gezondheid van de medewerkers te beschermen. Om zo veilig mogelijk met schadelijke stoffen te werken, kun je verschillende maatregelen treffen. Ook is het belangrijk om het milieu te beschermen. In dit hoofdstuk leer je hoe je veilig met stoffen kunt werken en welke maatregelen genomen kunnen worden om het milieu zo min mogelijk te belasten.

© Bohn Stafleu van Loghum is een imprint van Springer Media B.V., onderdeel van Springer Nature 2021
Y. M. Groot-Padberg, *Productzorg voor apothekersassistenten*, Basiswerk AG,
https://doi.org/10.1007/978-90-368-2614-3_2

Leerdoelen

Je kunt:

- gevaarlijke situaties tijdens het werk herkennen;
- maatregelen nemen en naleven om het werken zo veilig mogelijk te maken voor jezelf, voor je omgeving en het milieu;
- informatie over gevaarlijke stoffen opzoeken en de bijbehorende veiligheids- maatregelen toepassen.

2.1 Inleiding en leerdoelen

Bij het werken in de apotheek hebben we met veel aspecten te maken. In de apotheek werk je met elektrische apparatuur en met chemische stoffen. Bij ondeskundig gebruik kunnen ongelukken gebeuren of kan schade aan de gezondheid ontstaan. Je werkplek moet veilig zijn; je mag bijvoorbeeld niet struikelen over loshangende snoeren. Ook moet er in de apotheek vanzelfsprekend heel zorgvuldig met hygiëne worden omgegaan.

Daarnaast moet je denken aan onze leefomgeving, het milieu. Thuis gooien we geen agressieve schoonmaakmiddelen in onze achtertuin; zo nemen we ook in de apotheek allerlei maatregelen om het milieu te beschermen. De volgende paragrafen gaan over arbeid en milieu in de apotheek.

2.2 Arbowet

In de Arbeidsomstandighedenwet (Arbowet) staan algemene bepalingen voor de bescherming van de gezondheid van de werknemer en ter bevordering van het welzijn tijdens de arbeid. De Arbowet is op alle arbeidsorganisaties van toepassing, dus ook op de apotheek. De werkgever is verantwoordelijk voor het uitvoeren van de bepalingen in de wet. Er staat bijvoorbeeld in dat de veiligheid en de gezondheid van de werkne- mer tijdens het werk niet in gevaar mogen komen. Als er toch gevaarlijke situaties ont- staan, moeten maatregelen worden genomen om verdere schade te voorkomen. In deze wet is bijvoorbeeld opgenomen dat de gezondheid van de werknemer niet mag worden geschaad doordat de tafels waaraan gewerkt wordt te laag zijn of door het gebruik van stoelen die lichamelijke klachten veroorzaken. Verder staat in deze wet dat je als werk- nemer ook bepaalde plichten hebt. Je bent bijvoorbeeld verplicht de veiligheidsmaatrege- len na te leven.

De Arbowet verplicht iedere werkgever om de bedrijfshulpverlening goed te orga- niseren. Deze bedrijfshulpverlening is bedoeld om de nadelige gevolgen voor de mede- werkers van de apotheek bij ongevallen, brand en andere gebeurtenissen – zoals explosie, instorting of het vrijkomen van gevaarlijke stoffen – zo veel mogelijk te beperken. Het gaat erom dat er snel en effectief wordt opgetreden. Hierbij hebben de aangewezen bedrijfshulpverleners (BHV'ers) een soort voorpostfunctie. De BHV'er moet in de apo- theek zelf werkzaam zijn. Het verlenen van eerste hulp, de brandbestrijding, ontruiming, en het verzorgen van communicatie zijn voorbeelden van actieve hulpverlening die van de BHV'er worden verwacht. Verder moet de BHV'er gespecialiseerde en toegeruste hulp van buitenaf (brandweer, ambulance, enz.) snel kunnen inroepen.

De BHV'er moet voor deze taak worden opgeleid en regelmatig worden bijgeschoold. Omdat de meeste mensen niet gedurende alle openingstijden van de apotheek werken, hebben de meeste apotheken meerdere BHV'ers opgeleid, zodat er gedurende alle openingstijden altijd wel eentje aanwezig is.

2.3 Cao

Voor werknemers in apotheken geldt naast de Arbowet de Cao Arbeidsomstandigheden Apotheken, waarin allerlei zaken over arbeidsomstandigheden zijn opgenomen die van belang zijn voor de apotheek. De onderwerpen die daarin behandeld worden:
- risico-inventarisatie en -evaluatie;
- verzuimprotocol;
- re-integratie;
- ongewenste omgangsvormen;
- agressie en geweld;
- zwangerschap;
- bedrijfshulpverlening;
- gevaarlijke stoffen;
- werkoverleg, functioneringsgesprekken en beoordelingsgesprekken;
- medezeggenschap in grote, middelgrote en kleine apotheken.

De volledige tekst van de cao is terug te vinden via ► www.sbaweb.nl. Het onderwerp 'zwangerschap' diepen we in de volgende paragraaf verder uit.

2.3.1 Zwangerschapsbeleid

In elke organisatie werken vrouwen in de vruchtbare leeftijd. Velen van hen willen op een gegeven moment kinderen. De apotheek is een organisatie waar vooral vrouwen in de vruchtbare leeftijd werken. In de Cao Arbeidsomstandigheden Apotheken staat daarover dat de werkgever moet zorgen dat:
- het werk zodanig georganiseerd wordt dat de zwangere en haar ongeboren kind geen risico lopen. Ook tijdens de borstvoedingsperiode mogen moeder en kind geen risico lopen;
- het werk zo georganiseerd is dat het geen gevaar oplevert voor de zwangere. Dit houdt in:
  - aanpassen van werkzaamheden/werkmethoden;
  - aanpassen van werk- en rusttijden (voor de apotheek geldt dat er aangepaste werk- en rusttijden zijn en dat de fysieke belasting verminderd moet worden);
  - uitvoeren van andere werkzaamheden;
  - vrijstelling van bepaalde werkzaamheden. Tijdens de zwangerschap mogen geen werkzaamheden worden verricht die blootstelling aan gevaarlijke stoffen met zich meebrengen. Gevaarlijke stoffen zijn stoffen die het risico geven op aangeboren afwijkingen of die kankerverwekkend zijn. In ► par. 2.5.5 lees je meer over deze stoffen. Bereiden wordt dan ook in de regel afgeraden aan zwangere assistentes. Het uitvullen van tabletten, zalven en crèmes zal afhankelijk zijn van de beschermingsmaatregelen die genomen kunnen worden.

Het is de eigen verantwoordelijkheid van de assistente of ze wel of niet aan de apotheker vertelt dat ze zwanger is. Afhankelijk van het risico van de bereiding (aard van de stoffen, mate van blootstelling) zal een assistente voor zichzelf moeten nagaan of een bereiding of uitvullen wel of niet verantwoord is in haar situatie.

Elke apotheek moet door middel van een risico-inventarisatie en -evaluatie bepalen welke maatregelen in de eigen apotheek mogelijk zijn om de blootstelling zo veel mogelijk te beperken.

2.4 Minimaliseren blootstelling

Veiligheid bij het werken met gevaarlijke stoffen kent de volgende aspecten: de blootstelling, de veiligheid voor de bereider, de veiligheid voor het milieu en ten slotte de algemene veiligheid in de apotheek (bijvoorbeeld brand, glaswerk, elektriciteit, EHBO).

In de Arbowet staan niet alleen algemene bepalingen, maar er staat ook in hoe je maatregelen kunt nemen om het gevaar voor de bereider en zijn omgeving zo klein mogelijk te houden. Met andere woorden: welke arbeidshygiënische strategie je kunt volgen.

Deze ingewikkelde term houdt eigenlijk niet anders in dan een vierstappenplan dat steeds gevolgd moet worden bij bereidingen, in het groot of in het klein, om eventuele risico's uit te sluiten of te verminderen. Als iedereen in de apotheek deze vier stappen steeds in gedachten houdt, zijn ze als het ware onlosmakelijk verbonden met het uitvoeren van een bereiding.

2.4.1 Stap 1 Bronmaatregelen

Je begint bij de bron. Dat wil zeggen dat je bij het verwerken van een risicodragende stof (de bron) kijkt of je deze stof kunt vervangen, of hoe je bij het verwerken van deze stof zo min mogelijk risico kunt lopen. De apotheker kan bijvoorbeeld besluiten dat een pot met tabletten met een gevaarlijke stof niet wordt opengemaakt in de apotheek, maar in zijn geheel aan de patiënt wordt meegegeven. In veel gevallen kan de apotheker besluiten de bereiding niet zelf te doen, maar een handelspreparaat te kopen. Of de apotheker besluit aan de arts voor te leggen de risicodragende stof te vervangen door een veiliger preparaat met dezelfde werking.

Is de bron niet te vervangen en moet de stof toch verwerkt worden, dan kan worden gezocht naar de veiligste manier. Je kunt er bijvoorbeeld voor zorgen dat de stof zo min mogelijk stuift. Misschien kan er een drank van worden gemaakt, waardoor het risico van het stuiven wordt verminderd. Ook kan er een standaard-bereidingsvoorschrift worden gemaakt, waardoor het mogelijk is om bereidingen met gevaarlijke stoffen op voorraad te houden; bereiding van een grotere charge in één keer geeft minder blootstelling in vergelijking met het meerdere keren bereiden van een kleinere charge. Zo zijn er vast nog meer oplossingen te bedenken; daar gaan we nu niet verder op in.

2

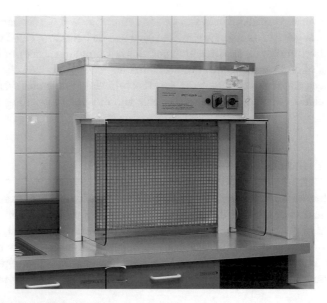

◘ **Figuur 2.1**   Stofafzuigkast. (Bron: ▶ www.spruyt-hillen.nl)

2.4.2 **Stap 2 Ventilatiemaatregelen**

De ventilatiemaatregelen hebben betrekking op alle luchtomstandigheden. Er moet alles aan worden gedaan om de lucht zo zuiver mogelijk te houden en de inademing van verontreinigde lucht te vermijden. Dat kunnen allerlei maatregelen zijn, zoals werken onder afzuiging (◘ fig. 2.1), werken in aparte ruimten, goede ventilatie, werkbanken met luchtfilters. Het aanmaken van een antibioticumdrankje moet onder afzuiging gebeuren, omdat het poeder in het flesje kan stuiven op het moment dat er water bij gedaan wordt.

2.4.3 **Stap 3 Afscherming**

Met afscherming bedoelen we dat niet steeds dezelfde persoon (of personen) in aanraking komt (komen) met dezelfde risicodragende stoffen. Dat komt nogal eens voor in grote industriële producties of in farmaceutische industrieën. Denk aan medewerkers die in een farmaceutisch bedrijf werken waar bijvoorbeeld 'de pil' gefabriceerd wordt, of bijvoorbeeld in de verfindustrie waar speciale risicodragende verfstoffen worden verwerkt. In dergelijke omstandigheden is rouleren van de medewerkers belangrijk. Deze omstandigheden komen op kleine schaal – bijvoorbeeld in een openbare apotheek – nooit voor en daarom wordt stap 3 (Afscherming) min of meer buiten beschouwing gelaten.

2.4.4 **Stap 4 Persoonlijke beschermingsmaatregelen**

Ondanks de maatregelen uit de eerste drie stappen kan het zijn dat de bereider toch extra beschermd moet worden. Er is bijvoorbeeld extra bescherming nodig tegen de inwerking van de stoffen waarmee je werkt, omdat de stoffen irriterend en/of bijtend kunnen zijn. Bovendien kun je te maken hebben met toxische (giftige) stoffen. Verder dien je als bereider ook beschermd te worden tegen lawaai van apparatuur. Bijvoorbeeld het heel hoge geluid van een ultrasoon trilbad.

In de eerste plaats moet geprobeerd worden het contact tussen bereider en het product te vermijden. *Dat kan door de stofdeeltjes af te voeren die in de lucht terechtkomen, bijvoorbeeld door te werken onder luchtafzuiging.* Denk verder aan handschoenen, mond-neusmaskers, gehoorbescherming (oordopjes of oorkappen), veiligheidsbril en speciale kleding. Daarnaast hebben de bereiders ook een grote verantwoordelijkheid naar elkaar.

Het is duidelijk dat materiaal dat gebruikt is voor een risicodragende bereiding niet bij de normale apotheekafwas wordt gezet en dat eventueel afval daarvan niet zomaar in de vuilnisbak wordt gegooid.

Voorbeeld

Bij jou in de apotheek moeten dagelijks cassettes met een cytostaticum (een geneesmiddel tegen kanker) gemaakt worden. Dit is een risicovolle stof. Op verschillende manieren kun je nu je veiligheid bewaken:

De apotheker kiest ervoor het geneesmiddel in te kopen bij een gespecialiseerde bereidingsapotheek.	bronbescherming
De bereiding vindt plaats in een speciale kast (veiligheidswerkbank) waar de luchtstroom gecontroleerd wordt.	ventilatiemaatregelen
De bereiding wordt steeds door een andere assistente gedaan.	afscherming
Degene die bereidt draagt beschermende kleding, handschoenen en een veiligheidsbril.	persoonlijke beschermingsmiddelen

---

2.4.5 Tot slot

Een arbeidshygiënische strategie is niet zomaar een moeilijk woord; het is een vierstappenplan, gericht op veiligheid van de ander, je omgeving, het milieu en – last but not least – van jezelf. Hoe beter je de vier stappen in acht neemt en ermee leert omgaan, hoe meer je het straks vanzelfsprekend vindt ze in je werk als bereider van geneesmiddelen toe te passen.

2.5 Veiligheid in de apotheek

De veiligheid wordt niet alleen bepaald door de stoffen waarmee je werkt, maar ook door de manier waarop de werkruimte is ingericht, de materialen en apparaten waarmee je werkt en de manier waarop je met z'n allen omgaat met calamiteiten. Bedrijfshulpverlening speelt hierbij een belangrijke rol. Deze paragraaf gaat kort in op al deze onderwerpen.

2.5.1 Brandgevaar

Brandgevaar ontstaat wanneer zuurstof, een brandbare stof en een ontstekingsbron – bijvoorbeeld afkomstig van een vlam, vonk of een elektrisch apparaat – bij elkaar komen. Stoffen die kunnen branden zijn: papier, textiel, hout, rubber, vetten, olie, benzine, ether, aceton, alcohol en gassen (bijvoorbeeld aardgas).

Brand kan worden voorkomen door de drie noodzakelijke componenten hiervoor strikt gescheiden te houden door onder andere:
- brandbare stoffen niet te verwarmen op een open vuur (liever een waterbad of een elektrische kookplaat gebruiken);
- vluchtige vloeistoffen in afgesloten flessen of kolfjes te bewaren;
- met vluchtige vloeistoffen in een zuurkast te werken;
- oververhitting te voorkomen;
- vluchtige vloeistoffen in een aparte brandvrije opslagruimte buiten de apotheek te bewaren (plofkast);
- deugdelijke gas- en elektrische apparatuur (vooral de aansluitingen) te gebruiken;
- niet te roken.

Meer informatie over de brandveiligheid is te bekijken via de KNMP Kennisbank in de LNA-procedures BHV.

Maatregelen bij brand

Brand in de apotheek kan ernstige gevolgen hebben. Als er eenmaal brand is ontstaan, moet er snel iets gebeuren.

De maatregelen die moeten worden genomen om de persoonlijke en materiële schade tot een minimum te beperken, zijn onder andere:
- Blijf kalm en denk om je eigen veiligheid.
- Bezin je op afstand op de toestand.
- Bel het alarmnummer (112) en vraag om de brandweer.
- Sluit gas en elektriciteit af (hoofdkranen).
- Sluit deuren en ramen.

Meer informatie hierover en over wat te doen bij brand is te vinden in de LNA-procedures BHV, te bekijken via de KNMP Kennisbank.

Brand kan op verschillende manieren worden geblust. Voorbeelden van brandblusmaterialen zijn: poederblusser, schuim, zand, dekens, brandslang.

Het is erg belangrijk dat werknemers op de hoogte zijn van de plaats van deze brandblusmaterialen en dat ze weten hoe ze bediend moeten worden. Meer informatie over het blussen van een brand is te vinden op de KNMP Kennisbank. Verder is in iedere apotheek een bedrijfshulpverleningsplan opgesteld, waarin dit onderwerp een belangrijke plaats inneemt. Als de apotheek een BHV'er heeft, zal deze het voortouw nemen bij brand om bijvoorbeeld de ontruiming ordelijk en snel te laten verlopen.

2.5.2 Apparaten

In de apotheek worden allerlei apparaten gebruikt. Ook in niet-bereidende apotheken wordt bijvoorbeeld een papiervernietiger en een computer gebruikt. Deze apparaten vormen allemaal een zeker risico bij (onjuist) gebruik: ze kunnen ontploffen (oververhitting) of brandwonden veroorzaken (kookplaat, stoom uit een autoclaaf) enzovoort. Om ongelukken te voorkomen is het belangrijk de gebruiksinstructies te kennen en op te volgen en zo nodig beschermende maatregelen te nemen.

2.5.3 Gas en elektriciteit

Bij de veiligheid in de apotheek denken wij ook aan gassen en elektriciteit. Aardgas (vlambrander) zelf is niet giftig, maar wanneer er een lek ontstaat of de gaskraan openstaat, kan het gas zich verspreiden en bij een vonk (elektriciteit of waakvlam) kan dan een explosie ontstaan. Het directe gevaar van elektriciteit is het contact van het lichaam met een stroomvoerende draad en brandgevaar door kortsluiting of overbelasting.

2.5.4 Glaswerk

In de apotheek wordt veel glaswerk gebruikt, bijvoorbeeld bij het maken van oplossingen en het afleveren van drankjes in een fles. Het nadeel van glaswerk is dat het kapot kan gaan en dat de scherven de huid kunnen beschadigen. Daarom moet je voorzichtig omgaan met glaswerk.

Enkele maatregelen die je kunt nemen om het kapotgaan van glaswerk te voorkomen zijn:
- Gebruik geen gebarsten glas.
- Wanneer het glaswerk moet worden verwarmd, mag alleen laboratoriumglaswerk worden gebruikt.
- Verwarm geen flessen in een waterbad.
- Plaats geen warm glaswerk op een koude stenen ondergrond.
- Giet geen kokend water in een maatglas.

Als er toch glaswerk is gesneuveld, volg dan de instructies in de LNA-procedure *Glas, verwijderen van gebroken glas*. Deze procedure beschrijft zorgvuldig wat je moet doen om bij het breken van glas de schade in de apotheek tot een minimum te beperken.

2.5.5 Schadelijke stoffen

Chemische stoffen kunnen schadelijk zijn voor de gezondheid. De schadelijke stoffen worden ingedeeld in drie categorieën:
1. 'gewone' gevaarlijke stoffen (bijv. ontvlambare of ontplofbare stoffen);
2. kankerverwekkende en mutagene stoffen;
3. voor de voortplanting giftige stoffen.

De laatste twee groepen worden CMR-stoffen (*Carcinogeen*, *Mutageen* en *Reproductietoxisch*) genoemd. Het ministerie van Sociale Zaken en Werkgelegenheid (SZW) publiceert ieder halfjaar een bijgewerkte lijst met CMR-stoffen in de *Staatscourant*. Deze lijsten zijn ook te vinden in de LNA-procedures. Werkgevers zijn verplicht hun werknemers te beschermen tegen blootstelling aan deze stoffen.

Het schadelijke effect kan acuut zijn en/of chronisch. Wanneer het effect acuut is, is het lichaam korte tijd met een grote concentratie van de stof in aanraking geweest. Dit is bijvoorbeeld het geval bij bedwelming door ether of irritatie van de keel door salicylzuur. Wanneer het effect chronisch is, is het lichaam lange tijd in contact geweest met kleine hoeveelheden van de stof. Dit zie je bijvoorbeeld bij mijnwerkers met stoflongen.

Sommige stoffen kunnen een allergie veroorzaken. Bij herhaald contact met een stof kan het lichaam gesensibiliseerd (overgevoelig) raken voor die stof en zal het al heftig reageren bij contact met een zeer kleine hoeveelheid van de stof, bijvoorbeeld met astmatische aanvallen of heftige huidreacties.

De mate waarin een stof schadelijk is, hangt af van verschillende factoren:
- eigenschappen van de stof zelf;
- concentratie van de stof;
- de tijd dat het lichaam met de stof in contact is geweest;
- de weg waarlangs de stof met het lichaam in contact komt.

Het lichaam kan op verschillende manieren in contact komen met schadelijke stoffen, namelijk door:
- inademing;
- contact met de huid;
- contact met de ogen;
- inslikken.

Omdat in de apotheek het werken met gevaarlijke stoffen allerlei risico's met zich meebrengt, is het belangrijk goede afspraken te maken (en deze ook na te komen!) over het werken met deze stoffen en over wat er moet gebeuren wanneer het toch misgaat.

Enkele algemene afspraken in het kader van ongelukken met gevaarlijke stoffen zijn:
- Na contact met de huid moet verontreinigde kleding onmiddellijk worden uitgetrokken en moeten verontreinigde lichaamsdelen direct worden gespoeld met veel stromend water.
- Na contact met de ogen moeten de goed opengesperde ogen uitgespoeld worden met veel stromend water: wanneer het gaat om bijtende stoffen 10–15 minuten doorgaan met het spoelen en een arts raadplegen.
- Wanneer gemorst is, moeten de stoffen worden opgeruimd: bijtende stoffen moeten eerst met water worden verdund. Om verspreiding tegen te gaan moeten vloeistoffen worden opgenomen met droge celstof en vaste stoffen met vochtige celstof.

Meer informatie over het omgaan met gevaarlijke stoffen is te vinden in de LNA-procedures *Arbo en gevaarlijke stoffen*.

Inademing

Gassen en dampen kunnen worden ingeademd en via de longen in het bloed terechtkomen. Zo werken ether en chloroform bijvoorbeeld bedwelmend. Vaste stoffen kunnen als fijn poeder in de lucht zweven en zo worden ingeademd. Het poeder zal meestal niet in de longen komen en dus ook niet in het bloed. Alleen deeltjes die kleiner zijn dan 5 micrometer (5 μm) kunnen in de longen doordringen. Grotere deeltjes worden weer afgevoerd door de slijmvliezen in neus, keel en luchtpijp en uiteindelijk uitgehoest of ingeslikt. Sommige van deze stoffen (bijvoorbeeld fenytoïne en salicylzuur) kunnen wel prikkelend werken op de ademhalingswegen.

MAC-waarde

De meeste schade die van chemische stoffen wordt ondervonden, wordt veroorzaakt door opname van stoffen via de ademhaling. Daarom is voor veel van deze stoffen de zogeheten MAC-waarde (maximaal aanvaardbare concentratie) vastgesteld. Hieronder wordt de concentratie luchtverontreiniging verstaan waarin – voor zover de huidige kennis reikt – een mens gedurende onbeperkte tijd dagelijks kan werken zonder dat een nadelige invloed op zijn gezondheid wordt geconstateerd.

Contact met de huid

Er zijn niet zo heel erg veel stoffen die door de gezonde, onbeschadigde huid dringen. Dimethylsulfoxide en fenol zijn verbindingen die dit wel kunnen. Wanneer de huid beschadigd is (bijvoorbeeld bij een wondje) kunnen de meeste stoffen wel via de huid het lichaam binnendringen. En verder kunnen bijtende stoffen, zoals natriumhydroxide, geconcentreerd waterstofperoxide, vloeibaar fenol, en sterke zuren (zwavelzuur, zoutzuur en salpeterzuur) de huid zodanig beschadigen dat ze erdoorheen kunnen dringen.

Oplosmiddelen zoals ether en aceton lossen het huidvet op, zodat ruwe plekken en kloofjes ontstaan, waardoor de huid gemakkelijk doordringbaar wordt. Ook stoffen als alcohol en propyleenglycol maken de huid beter doordringbaar. Vluchtige oplosmiddelen kunnen ook andere weefsels schade toebrengen.

Sommige stoffen, bijvoorbeeld antibiotica en schoonmaakmiddelen, kunnen contacteczeem veroorzaken bij langdurig contact. Contacteczeem is een overgevoeligheid die zich beperkt tot de plaats waar het contact heeft plaatsgevonden.

Contact met de ogen

Door met de handen aan de ogen te komen (wrijven), kan een stof die aan de vingers zit (bijvoorbeeld atropine) ongemerkt in de ogen komen en daar inwerken. Ook door spatten, bij bijvoorbeeld het fijnwrijven van harde kristallen, kan een stof – zoals fenol – in het oog komen en daar schade aanrichten.

Voor gezonde personen geldt dat ze op deze wijze risico lopen, maar sommige mensen moeten extra voorzichtig zijn. Zwangere vrouwen of moeders die borstvoeding geven, mensen die allergisch zijn en mensen die behandeld worden met cytostatica en/of ioniserende straling lopen extra risico.

Inslikken

Bij het werken met chemische stoffen kunnen zich deeltjes aan de vingers hechten. Door contact met de mond kunnen deze vervolgens ingeslikt worden. Eet, rook en drink daarom niet tijdens het werk en was je handen altijd voordat je gaat eten. Ook in de lucht zwevende deeltjes kunnen in de mond komen en ingeslikt worden.

2.5.6 Kankerverwekkende stoffen

Kankerverwekkende stoffen zijn toxische stoffen waarvan je kanker kunt krijgen wanneer je ermee in aanraking komt. Om nu duidelijk te maken aan de werknemers welke stoffen kankerverwekkend (kunnen) zijn, moet de werkgever duidelijk bijhouden óf en zo ja, met welke kankerverwekkende stoffen er in de apotheek wordt gewerkt.

Registratieverplichting Kankerverwekkende stoffen

Behalve een lijst met kankerverwekkende stoffen moet de apotheker een lijst bijhouden van stoffen die schadelijke effecten op de voortplanting kunnen hebben. Dit kan via het apotheeksysteem. Wanneer de apotheker dit heeft gedaan, heeft hij voldaan aan de zogeheten Registratieverplichting Kankerverwekkende stoffen.

Van al deze stoffen moeten in de apotheek veiligheidsinformatiebladen aanwezig zijn, die uitgegeven worden door het ministerie van Sociale Zaken en Werkgelegenheid.

Assistentes moeten worden gewezen op die informatie en zelf ook zorg dragen voor hun eigen veiligheid. De volgende regels kunnen hierbij worden gehanteerd:
- Vervang gevaarlijke stoffen wanneer dit technisch mogelijk is. Is er geen alternatief voor de stof? Registreer dan de volgende gegevens:
    - Waarom gebruikt men de kankerverwekkende, mutagene of reprotoxische stof?
    - Hoeveel gebruikt men per jaar van de stof?
    - Wanneer wordt er met de stof gewerkt?
    - Hoeveel werknemers worden aan de stof blootgesteld?
    - Hoe worden de werknemers aan de stof blootgesteld?
    - Wat heeft men gedaan om de blootstelling te beperken?

Elke werkgever die met deze stoffen werkt, moet een aanvullende Risico-Inventarisatie en Evaluatie (RIE) voor deze stoffen hebben. Zo weet de werkgever precies welke risico's de werknemers lopen.

Cytostatica zijn kankerverwekkende stoffen. Voor deze stoffen bestaan nog geen alternatieven. Ze zullen in de apotheek moeten worden klaargemaakt. Blootstelling aan kankerverwekkende en mutagene stoffen moet altijd bij iedereen worden voorkómen omdat het effect onomkeerbaar is: er is geen drempelwaarde. Er is dus geen grens waaronder de schadelijke effecten niet optreden. Het is daarom nodig de kans op blootstelling maximaal te beperken (ALARA: as low as reasonably achievable).

In de praktijk van de apotheek betekent dit de maatregelen zoals genoemd in ▶ par. 2.4:
- bronbestrijding;
- ventilatiemaatregelen;
- afscherming;
- persoonlijke beschermingsmiddelen.

2.6 Veiligheid voor het milieu

2.6.1 Luchtkwaliteit

De te bereiden geneesmiddelen staan in de apotheek gewoon in contact met de lucht. Dit betekent dat het geneesmiddel door de lucht (waarin zich stofdeeltjes en micro-organismen bevinden) kan worden verontreinigd. Het is ook mogelijk dat de stoffen waarmee wordt gewerkt de lucht besmetten. Denk bijvoorbeeld aan vluchtige oplosmiddelen die verdampen. Deze lucht kan niet zomaar naar buiten worden afgevoerd, omdat we dan ook de buitenlucht zouden verontreinigen. Dit is onder andere te voorkomen door te werken met stofafzuigkasten, poederafzuigsystemen en door het gebruik van luchtzuiverings- en luchtverversingsapparatuur.

2.6.2 Regeling verpakkingen

Ook verpakkingsmateriaal belast het milieu; denk bijvoorbeeld aan aluminium tubes en infuuszakken. Er is in Nederland een ministeriële regeling die tot doel heeft verpakkingsafval te voorkomen, te verminderen of te hergebruiken. Deze regeling heet Verpakking en Verpakkingsafval en is gebaseerd op de EU-richtlijn 94/62/EG (tekst via: ► http://www.minvrom.nl).

Ook is er de Wet milieugevaarlijke stoffen (WMS), waarin staat dat verpakkingen van grondstoffen voorzien moeten zijn van gevaarsymbolen en H-zinnen (zie ► par. 2.6.4 Etikettering gevaarlijke stoffen). Op deze manier kan rekening worden gehouden met de verwerking van het verpakkingsmateriaal.

2.6.3 Afvalstoffen

Afvalstoffen die schadelijk zijn voor het milieu moeten zo veel mogelijk apart ingezameld worden. Dit afval valt niet onder de gemeentelijke regelingen voor klein chemisch afval. Inzameling dient te gebeuren door een erkend bedrijf dat richtlijnen verstrekt voor scheiding en opslag in bepaalde categorieën, in verband met de veiligheid en de verwerkingsmogelijkheid.

2.6.4 Etikettering gevaarlijke stoffen

Het is wettelijk verplicht op verpakkingen van gevaarlijke stoffen (oranje/zwarte) symbolen aan te brengen, zodat duidelijk is welke gevaren de stof kan opleveren (◘ fig. 2.2).
Hiervoor bestaan verschillende symbolen met teksten als:
— (zeer) licht ontvlambaar (bijv. ether, aceton, benzine);
— oxiderende stoffen (bijv. kaliumpermanganaat, zilvernitraat, benzoylperoxide);
— (zeer) giftige stoffen (bijv. arseentrioxide, kwik(II)chloride, chloor);
— corrosieve stoffen (bijv. geconcentreerd zoutzuur, salpeterzuur, azijnzuur);
— irriterende stoffen (bijv. ammonia).

Op het etiket moet verder worden gewaarschuwd voor gevaren van de stof. Hiervoor worden de zogenaamde H- en P-zinnen gebruikt.
H-zinnen zijn de 'gevaarzinnen': ze geven het gevaar van de stof aan. Bijvoorbeeld 'H225 Licht ontvlambare vloeistof en damp' of 'H332 Schadelijk bij inademing.'
P-zinnen zijn 'veiligheidszinnen': ze geven voorzorgsmaatregelen aan. Bijvoorbeeld 'P235 Koel bewaren' of 'P333 + P313 Bij huidirritatie of uitslag: een arts raadplegen'.

2

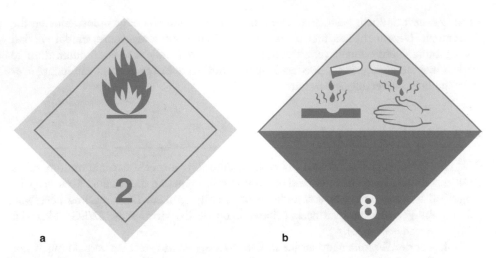

a   b

◨ **Figuur 2.2**   Verschillende gevaarsymbolen. (a) brandbaar gas; (b) bijtende stof

Meer informatie over dit onderwerp is te vinden in de *Staatscourant* van 12 februari 1988, nr. 30. In de apotheek moet een overzicht aanwezig zijn van bijzondere gevaren en veiligheidsaanbevelingen die horen bij de diverse gevaarlijke grondstoffen.

Werken met procedures en protocollen

Samenvatting

Apotheken moeten bereidingen en controles van geneesmiddelen vastleggen. Om de kans op fouten zo klein mogelijk te maken wordt in iedere apotheek gewerkt met procedures en protocollen. Niet alleen voorkomt dat fouten tijdens het werk; het zorgt er ook voor dat naderhand nagegaan kan worden wat er precies gebeurd is. De Nederlandse Apotheek Norm laat zien wat in Nederland verstaan wordt onder goede farmaceutische zorg. LNA-procedures zijn richtlijnen van het Laboratorium Nederlandse Apothekers (LNA) voor alle handelingen in de apotheek. Als je wilt weten hoe je veilig om kunt gaan met bepaalde stoffen kun je hiervoor RiFaS raadplegen. Het Risico-instrument Farmaceutische Stoffen (RiFaS) adviseert hoe gezondheidsrisico's tijdens de bereiding zo klein mogelijk kunnen blijven.

© Bohn Stafleu van Loghum is een imprint van Springer Media B.V., onderdeel van Springer Nature 2021
Y. M. Groot-Padberg, *Productzorg voor apothekersassistenten*, Basiswerk AG,
https://doi.org/10.1007/978-90-368-2614-3_3

Leerdoelen

Je kunt:

— voorbeelden geven van procedures en protocollen;

— uitleggen waarom het belangrijk is om procedures en protocollen te volgen;

— LNA-procedures vinden en toepassen;

— uitleggen wat het RiFaS is.

3

3.1 Inleiding

Voor veel werkzaamheden in de apotheek is het belangrijk dat ze steeds op dezelfde manier uitgevoerd worden. Neem bijvoorbeeld het opbergen van de bestelling: als dit niet steeds op dezelfde manier gebeurt, kun je op een gegeven moment de geneesmiddelen niet meer terugvinden. Daarom zijn er regels opgesteld: procedures en werkinstructies. Als je een bepaalde handeling volgens een vast voorschrift doet, volg je een protocol.

3.2 Vastleggen en controleren

In de apotheek mag je geen fouten maken. Want fouten kunnen ernstige gevolgen hebben. Denk maar eens aan een rekenfout, waardoor je bijvoorbeeld $100 \times$ zoveel werkzame stof in een capsule stopt als nodig was. Zo'n fout kan dodelijk zijn. Maar ook te weinig werkzame stof kan heel vervelend zijn. Een pijnstiller die niet werkt of een antibioticum dat zijn werk niet doet; het zijn allemaal zaken die je voorkomen wilt. En natuurlijk wil je ook niet dat het verkeerde geneesmiddel bij de patiënt terechtkomt.

Voor het geval er achteraf vragen komen over een bereiding, moet het mogelijk zijn om precies na te gaan hoeveel van welke stof in een bepaalde bereiding is verwerkt. En daarom moeten alle bereidingen en controles van geneesmiddelen in de apotheek gedocumenteerd worden. In documenten wordt precies aangegeven hoe de bereiding uitgevoerd wordt en achteraf blijkt hieruit wat er gedaan en waargenomen is.

Dit begeleiden van de bereiding met documenten heet protocollering.

Een voorschrift is een document dat beschrijft hoe een handeling of bereiding moet worden uitgevoerd. Een protocol is een document om de handelingen en de resultaten van handelingen vast te leggen die tijdens de bereiding plaatsvinden. Bij de bereiding in de apotheek komen we bereidingsvoorschriften, protocollen en werkinstructies tegen. De werkinstructies beschrijven in detail hoe algemene handelingen uitgevoerd worden, bijvoorbeeld het schoonmaken van een capsuleapparaat.

Met behulp van al deze documenten garandeer je zo veel mogelijk de kwaliteit van een product, want de manier waarop het gemaakt wordt is elke keer hetzelfde. Om een voorbeeld te noemen: het mag natuurlijk niet zo zijn dat een bepaalde crème de ene keer dunner is dan de andere keer. De patiënt gaat in zo'n geval twijfelen aan de kwaliteit van de crème. En verder kun je met protocollen de kwaliteit ook achteraf aantonen.

Ook als er in de apotheek niet zelf bereid wordt, is het belangrijk dat er gewerkt wordt volgens bepaalde afspraken en dat vastgelegd wordt wie er wat gedaan heeft. Deze afspraken maken de kans kleiner dat er fouten gemaakt worden en zorgen ervoor dat de kwaliteit van de werkzaamheden in de apotheek hoog is.

Deze afspraken noemen we procedures. Op de KNMP Kennisbank zijn veel procedures te vinden: van algemene procedures tot procedures die heel specifiek zijn voor bereidingen.

3.3 NAN

Om ervoor te zorgen dat apotheken in Nederland dezelfde kwaliteitsstandaard handhaven is de Nederlandse Apotheek Norm (NAN) ontwikkeld. De NAN geeft weer wat apothekers verstaan onder verantwoorde farmaceutische zorg in de openbare apotheek. De NAN gaat met name over de inrichting van de organisatie van de apotheek. Op termijn wordt de NAN vervangen door de Professionele Standaard Farmaceutische Zorg, die zich meer richt op de zorg aan de individuele patiënt.

3.4 LNA-procedures

LNA-procedures zijn richtlijnen van het Laboratorium Nederlandse Apothekers (LNA) voor alle handelingen in de apotheek. Ze zijn er niet alleen voor het bereiden of voor de arbeidsomstandigheden, maar je komt ze ook tegen bij de patiëntenzorg en bij het omgaan met personeel. Kortom, bij alles wat met de apotheek te maken heeft.

Het LNA heeft procedures opgesteld over het omgaan met gevaarlijke stoffen. Daarbij wordt gekeken naar de wijze waarop assistentes in aanraking komen met gevaarlijke stoffen. Het maakt natuurlijk wel uit of je een bereiding moet maken of dat je kant-en-klare geneesmiddelen moet afleveren. Ook is gekeken of zwangere vrouwen wel of niet met deze stoffen mogen werken.

De procedures die hierover gaan, zijn te vinden op de KNMP Kennisbank onder 'arbo en gevaarlijke stoffen'. Er zijn vier categorieën:
- inkoop, ontvangst en registratie;
- blootstelling, toxiciteit en risico;
- zwangerschapsbeleid;
- calamiteiten.

In deze laatste categorie vind je LNA-procedures voor het geval er bijvoorbeeld gemorst wordt. Als er gemorst wordt met stoffen in de apotheek is het verstandig zorgvuldig om te gaan met het schoonmaken. Kijk op KNMP Kennisbank voor alle procedures rond veiligheid en arbeidsomstandigheden.

3.5 RiFaS

In ▶ H. 2 heb je geleerd dat er risico's zitten aan het werken met gevaarlijke stoffen. Om de juiste maatregelen te treffen voor het correct omgaan met stoffen met een bijzonder risico, moet de eventuele toxiciteit worden ingeschat. Daarvoor is een hulpmiddel bij de apotheekbereiding ontwikkeld: RiFaS (◘ fig. 3.1).

Selecteer een chargebereidingsvoorschrift (CBV) en klik op de knop voor het RiFaS-advies (◘ fig. 3.2).

Het Risico-instrument Farmaceutische Stoffen (RiFaS) adviseert hoe gezondheidsrisico's tijdens de bereiding zo klein mogelijk kunnen blijven. Het RiFaS geeft achtergrondinformatie over veilig omgaan met farmaceutische stoffen. Ook is er informatie te vinden over hoe die risicobeoordeling tot stand is gekomen. RiFaS is een webapplicatie die te vinden is op ▶ www.rifas.nl. Bovendien is RiFaS ingebouwd in bereidings- en weegprogramma's als Protype en MB-Weeg. Elke keer dat een stof wordt afgewogen, geeft het programma aan welke beschermingsmaatregelen de bereider moet volgen.

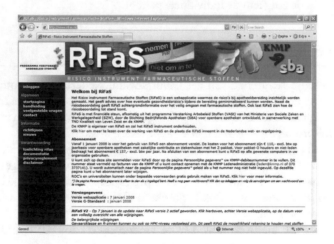

◘ **Figuur 3.1**   Welkom op de website van RiFaS. (Bron: ▶ www.rifas.nl)

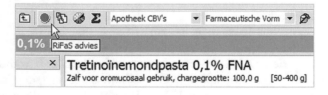

◘ **Figuur 3.2**   RiFaS-advies

Kies een chargegrootte, selecteer eventueel de optie om het advies permanent op
▶ www.rifas.nl op te slaan en klik op *Risico-inventarisatie aanvragen* (◘ fig. 3.3).
Even wachten en het advies verschijnt in beeld (◘ fig. 3.4).

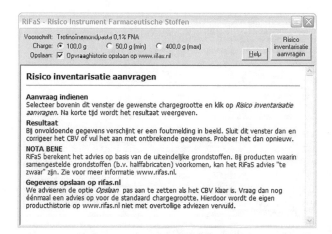

◘ **Figuur 3.3** Aanvraag risico-inventarisatie

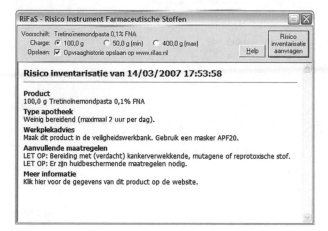

◘ **Figuur 3.4** Risico-inventarisatie bereiding van tretinoïnepasta 0,1 % FNA

Als ervoor is gekozen om de gegevens op ► www.rifas.nl op te slaan, leidt een klik op de snelkoppeling in Protype direct naar de bijbehorende pagina op ► www.rifas.nl. Daarvoor moet de gebruiker op ► www.rifas.nl zijn ingelogd en de optie *Inloggegevens opslaan* op *Ja* gezet hebben (◘ fig. 3.5).

Tretinoïnemondpasta 0,1% FNA

100 g, toegevoegd via ProType V5.7.102 op 14/03/2007 17:53:58.

Samenstelling per 100 g (toelichting)

nr	hpk	memo	hpk-grondstof	bewerking	hoeveelheid
1	411590	TRETG	TRETINOINUM		100 MG
2	246484	ETHAG9	ETHANOLUM 96% V/V PH EUR		16 G
3	252328	HYPRG4	HYPROMELLOSUM 4000MPA.S		16.78 G
4	265012	VASEGA	VASELINUM ALBUM	tot	100 G

Risico inventarisatie van 14/03/2007 17:53:58

LET OP	omschrijving	richtlijn
apotheek	Weinig bereidend (maximaal 2 uur per dag).	
werkplek	Maak dit product in de veiligheidswerkbank. Gebruik een masker APF20.	Persoonlijke Beschermingsmiddelen (PBM)
CMR-alert	LET OP: Bereiding met (verdacht) kankerverwekkende, mutagene of reprotoxische stof.	CMR-stoffen, Zwangerschapsbeleid
huidalert	LET OP: Er zijn huidbeschermende maatregelen nodig.	Huidblootstelling en -beheersing
oogalert	Geen waarschuwing.	

Per grondstof: werkplek en persoonlijke bescherming (toelichting)

generieke grondstof	hoeveelheid	fysieke vorm	klasse	werkplek	pbm
TRETINOINE	0.1 G	vaste stof, kristallijn	4	veiligheidswerkbank	APF20
ETHANOL	12.14208 G	vloeistof	1		
HYPROMELLOSE	16.78 G	vaste stof, poeder	1		
VASELINE, WIT	67.12 G	halfvast	1		

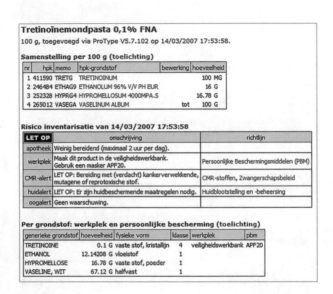

◘ **Figuur 3.5** Inloggegevens opslaan

Steriel of niet steriel

Samenvatting

Overal om ons heen zijn micro-organismen (bacteriën, schimmels, gisten en virussen) aanwezig. Sommigen zijn ziekmakend. Je wilt niet dat geneesmiddelen verontreinigd zijn met deze micro-organismen. Daarom is een goede hygiëne van belang, zoals schoonmaken en handen wassen. Er zijn verschillende contaminatiebronnen. De mens is de grootste contaminatiebron: de grootste verspreider van micro-organismen. Bij sommige toedieningsvormen, zoals injecties en oogdruppels, is het extra belangrijk dat ze geen micro-organismen bevatten. Dit moeten dus steriele toedieningsvormen zijn. Er bestaan verschillende sterilisatiemethoden. Naast steriliteit worden aan deze toedieningsvormen meer eisen gesteld. Zo is de zuurgraad (pH) een belangrijke parameter.

© Bohn Stafleu van Loghum is een imprint van Springer Media B.V., onderdeel van Springer Nature 2021
Y. M. Groot-Padberg, *Productzorg voor apothekersassistenten*, Basiswerk AG,
https://doi.org/10.1007/978-90-368-2614-3_4

Leerdoelen

Je kunt:
- de verschillende micro-organismen en hun risico's benoemen;
- hygiënemaatregelen toepassen en uitleggen waarom deze belangrijk zijn;
- de verschillende contaminatiebronnen (besmettingsbronnen) herkennen en de schadelijke invloed daarvan tot een minimum beperken;
- uitleggen welke toedieningsvormen steriel moeten zijn en waarom.

4

4.1 Microbiologie

4.1.1 Micro-organismen

Het woord micro-organisme betekent letterlijk: klein levend wezen. Micro-organismen zijn met het blote oog niet te zien, maar wel met de microscoop. Er zijn zeer veel soorten. Ze worden ingedeeld in eencelligen (bacteriën, gisten en virussen) en meercelligen (schimmels). Veel soorten micro-organismen zijn ongevaarlijk, zelfs nuttig. Maar er zijn ook pathogene (ziekteverwekkende) soorten. Nuttige micro-organismen worden bijvoorbeeld gebruikt om kaas, brood of yoghurt te maken.

Bacteriën zijn eencellige organismen. Ze zijn ingedeeld naar hun vorm, zoals bolvormig (kokken), staaf- en kommavormig (bacillen, vibrio) en spiraalvormig (spirillen). Verder worden bacteriën ingedeeld naar kleuring. De kleurvloeistof van Gram kleurt een aantal bacteriesoorten roze (grampositief). Andere bacteriesoorten nemen de kleurstof niet op (gramnegatief).

Virussen zijn goedbeschouwd geen micro-organismen. Virussen kunnen namelijk niet zelfstandig in leven blijven. Ze hebben een gastheer nodig om te blijven bestaan en te vermeerderen. Ze zijn veel kleiner dan bacteriën en leven soms in de bacteriën. Zij kunnen in het planten- en dierenrijk en bij de mens ernstige ziekten veroorzaken, die moeilijk te bestrijden zijn.

Gisten zijn ook eencellige organismen, maar ze zijn veel groter dan bacteriën. Bij de mens kunnen ze ziekten van het slijmvlies (mond, vagina) veroorzaken. Een bekend voorbeeld is de candida-infectie (spruw).

Schimmels zijn meercellige organismen die lange schimmeldraden vormen en goed zichtbaar zijn. Ze komen veel voor in vochtige ruimten, maar ook op de menselijke huid, haren en nagels.

Van één micro-organisme word je niet ziek. Van grote aantallen wel. Micro-organismen vermenigvuldigen zich snel door celdeling. De snelheid van deze deling hangt onder andere van de volgende factoren af:
- Aanwezigheid van water: om te groeien hebben micro-organismen water nodig.
- De juiste temperatuur: de meeste micro-organismen groeien het best bij een temperatuur van 20 °C tot 40 °C. De menselijke lichaamstemperatuur van 37 °C is zeer gunstig voor de groei van pathogene micro-organismen.
- De aanwezigheid van voedingsstoffen: de meeste stoffen kunnen door micro-organismen als voeding worden gebruikt. Stof en vuil vormen een uitstekende voedingsbodem voor micro-organismen.

> **Voorbeeld**
> Een bacterie verdubbelt zich bij kamertemperatuur in een halfuur. Als je om 8.00 uur
> 's morgens een drankje besmet met één bacterie, dan zijn dat er om 8.30 uur twee; om
> 9.00 uur vier. Om 18.00 's avonds zijn het er dan al meer dan een miljoen.
> Het voorkomen van een besmetting of het verwijderen van eventuele ziekmakende
> micro-organismen is dus heel belangrijk.

4.2 Hygiëne

In de vorige hoofdstukken is gesproken over het werken in een apotheek, niet alleen met betrekking tot het bereiden.

Bereiden in de apotheek vergelijken we wel eens met koken volgens een recept. In de keuken moet je zorgen voor schone pannen, hulpmiddelen, lepels en een schoon aanrecht. In de apotheek wordt vanzelfsprekend ook heel zorgvuldig met de hygiëne omgegaan. Ook wanneer er in een apotheek niet bereid wordt, is het belangrijk hygiënisch te werk te gaan.

Hygiëne is het totaal van samenhangende maatregelen. Het is een verzamelnaam voor alle bereidingshandelingen en handelswijzen die ervoor zorgen dat ziekteverwekkers uit de buurt worden gehouden.

Het doel van goede hygiëne is de microbiologische kwaliteit van farmaceutische producten te garanderen. Hierbij kun je denken aan de microbiologische kwaliteit van de grondstoffen, de bereidingsapparatuur, de werkwijze, de ruimtelijke voorzieningen en de persoonlijke hygiëne (goede lichaamsverzorging, schone kleding, handen wassen, enzovoort). Het streven naar goede hygiëne is dus van groot belang voor een goede kwaliteit van het geneesmiddel. De Nederlandse Apotheek Norm (NAN) geeft hiervoor algemene richtlijnen. Een en ander betekent dat in de apotheek allerlei voorzorgen worden genomen om zo schoon mogelijk te werken. Hierbij kun je denken aan aparte ruimten voor het bereiden en de speciale inrichting daarvan, kleding- en schoonmaakprocedures en voorschriften voor speciale procedures. Ook is het begrijpelijk dat werknemers met infecties (bijv. verkoudheid, diarree en steenpuisten) beter niet kunnen werken in de apotheek. De basis van hygiënisch bereiden is uiteraard de persoonlijke hygiëne. Sinds de COVID-19-crisis is iedereen zich weer extra bewust van de noodzaak om hygiënisch te werken en te leven.

4.2.1 Handen wassen

Goed handen wassen is een kunst op zich. Om zo veel mogelijk micro-organismen te doden is het belangrijk dat je je handen ten minste 20 seconden per keer wast, met zeep. Alle plekken van de handen moeten hierbij bereikt worden, ook tussen de vingers. In ◻ fig. 4.1 lees je een instructie om goed handen te wassen. Voor goede handhygiëne wordt het dragen van ringen afgeraden.

4

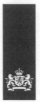

Rijksinstituut voor Volksgezondheid
en Milieu
Ministerie van Volksgezondheid,
Welzijn en Sport

Hoe was ik mijn handen
met water en zeep?

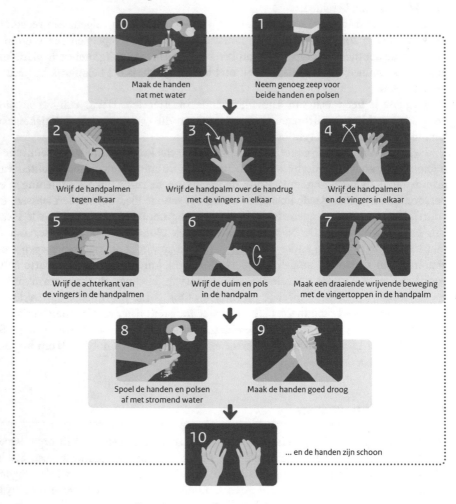

De zorg voor morgen **begint vandaag**

012226

■ **Figuur 4.1**   Handenwasinstructie RIVM

4.2.2 Desinfectie

Desinfecteren is het langs fysische (verwarmen of verhitten) of chemische (met bacteriedodende stoffen) weg verminderen van het aantal micro-organismen (het kiemgetal).

Het doel van desinfecteren is de overdracht van bepaalde micro-organismen te verhinderen. De wijze van desinfectie is sterk afhankelijk van de reden en het materiaal dat gedesinfecteerd wordt.

Alcohol (ethanol), propanol en isopropanol zijn geschikt om de huid te desinfecteren. De handen worden eerst grondig met gewone zeep gereinigd en gedroogd. Vervolgens worden de handen tweemaal met 'handenalcohol' gedesinfecteerd. Hierbij moet de vloeistof goed over de handen verspreid worden, zodat de handen volledig bevochtigd zijn. 'Handenalcohol' is een mengsel van isopropanol, propanol en water. Veelal is hieraan een vettige stof, bijvoorbeeld glycerine, toegevoegd om uitdroging van de huid te voorkómen.

Tijdens de coronacrisis gingen sommige ziekenhuizen over op het adviseren van één van beide maatregelen. Dit om het al te veel uitdrogen van de huid te voorkomen en daarnaast omdat er schaarste was aan handenalcohol.

Goede desinfecterende middelen voor oppervlakten:
- alcohol 70 % vol (hogere percentages werken averechts);
- chloorhexidine oplossing 0,5 % in ethanol 70 %.

Als er geen steriele bereidingen worden gedaan in de apotheek is het meestal niet nodig ethanol (alcohol) te gebruiken. Ethanol is een gevaarlijke stof, die schadelijk is bij overmatig gebruik. Het schoonmaken van de balie kan bijvoorbeeld prima met allesreiniger.

4.3 Contaminatiebronnen

4.3.1 De mens als contaminatiebron

De mens is de belangrijkste bron van besmetting (contaminatie). Mensen verspreiden tijdens hun werkzaamheden voortdurend deeltjes afkomstig van huid en haren én deeltjes uit de mond en neus. Op deze deeltjes komen micro-organismen voor. Na douchen en wassen blijkt het aantal bacteriën op de huid te zijn afgenomen. Het aantal bacteriën dat wordt verspreid, neemt echter toe, omdat de bacteriën zijn losgekomen van de huid. Door na het wassen van de handen een desinfectiemiddel te gebruiken, verminder je het aantal bacteriën dat vrijkomt.

Bacteriën kunnen ook met de uitgeademde lucht meekomen en zo tijdens de bereiding een besmetting veroorzaken. Het dragen van een goed sluitend mond-neusmasker kan de besmetting van lucht, apparatuur en product voorkómen. Verder kun je bijdragen aan minder verspreiding van bacteriën door niet of zo weinig mogelijk te praten, niet te niezen, geen onnodige bewegingen te maken en niet meer mensen dan nodig tijdens een productie aanwezig te laten zijn. En natuurlijk ook niet te zingen tijdens je werk.

4.3.2 Overige contaminatiebronnen

Om de kans op contaminatie te verkleinen, zijn nog twee punten van belang:
1. *Stilstaand water.* Vocht is een goede voedingsbodem voor bacteriën. Daarom is het belangrijk na de bereiding alle gebruikte utensiliën zo droog mogelijk achter te laten en indien mogelijk te steriliseren. Voer verder aan het einde van de dag alle natte handdoeken en afval af.
2. *Stof.* Om ophoping van stof (met bacteriën) te voorkómen, wordt er iedere dag goed schoongemaakt. In een steriele ruimte kunnen de ramen om redenen van stofverspreiding niet open, er mogen geen vensterbanken zijn en de muren en vloeren moeten glad afgewerkt zijn. Ook mag je om die reden geen kartonnen dozen meenemen waarin bijvoorbeeld bereidingsbenodigdheden zitten. Bij het openen komt namelijk stof vrij. Materialen worden in de directe omsluitende (steriele) verpakking in de ruimte meegenomen.

4.4 Steriele toedieningsvormen

In de vorige paragrafen heb je geleerd waarom hygiënisch werken zo belangrijk is.

Ziekmakende micro-organismen wil je zo veel mogelijk vermijden. Geneesmiddelen die oraal toegediend worden komen in het maag-darmkanaal. In het maag-darmkanaal worden veel micro-organismen onschadelijk gemaakt. Ook andere delen van je lichaam hebben beschermingsmechanismen tegen micro-organismen, zoals je neus. De trilharen en het slijmvlies filteren een groot deel van de schadelijke stoffen weg. Op andere plekken ontbreekt een dergelijk mechanisme. Daarom is het van belang dat geneesmiddelen die gebruikt worden op deze plekken geen micro-organismen bevatten, anders zou je ziek kunnen worden na toediening.

Een product dat geen micro-organismen bevat noemen we steriel. Steriliseren is producten vrijmaken van micro-organismen. Er zijn volgens de *Europese Farmacopee* vijf methoden om producten of preparaten te steriliseren:
1. stoomsterilisatie
2. hete-luchtsterilisatie
3. gassterilisatie
4. sterilisatie met gammastraling
5. sterilisatie door middel van filtratie (aseptische bereiding)

Door middel van één van deze methoden kunnen levende micro-organismen of kiemen gedood of verwijderd worden. Het is belangrijk dat het product al voor het steriliseren zo min mogelijk micro-organismen bevat, dus dat de uitgangscontaminatie laag is.

Toedieningsvormen die altijd steriel moeten zijn:
- geneesmiddelen voor het oog;
- geneesmiddelen voor het middenoor;
- geneesmiddelen voor injectie of infusie (parenteralia);
- vloeistoffen voor toediening in de blaas (blaasspoeling);
- vloeistoffen voor toediening op wonden (wondspoeling).

4.4.1 Toedieningsvormen voor het oog

Omdat het oog kwetsbaar is, wordt het door het traanvocht en het knipperen van de oogleden van nature beschermd tegen schadelijke invloeden van buitenaf. Het hoornvlies is heel gevoelig. Hierdoor ontstaat snel pijn, zodra het oog in aanraking komt met kleine deeltjes. Bijvoorbeeld een korreltje zand of vloeistoffen die irriterend werken. Het is daarom begrijpelijk dat toedieningen voor het oog beslist geen grove deeltjes mogen bevatten en de oogmedicatie aangepast moet worden aan de eigenschappen van het oogvocht. Bovendien kan er snel een bacteriële infectie in het oog ontstaan. Daarom wordt aan het bereiden de grootst mogelijke zorg besteed en moet elke oogmedicatie steriel zijn.

Onder steriele oogmedicatie verstaan we:
- oogdruppels (Oculoguttae FNA): steriele oplossing of suspensie, die bestemd is om in het oog te druppelen;
- oogwassing (Collyria FNA): steriele waterige oplossing bestemd om het oog mee te spoelen;
- oogzalf en ooggel (Oculentae FNA): steriele halfvaste preparaten bestemd om in of op het oog te gebruiken.

Eisen die aan oogpreparaten gesteld worden:
- steriel;
- vrij van grove deeltjes;
- pH ongeveer gelijk aan die van het traanvocht, tussen de 5,0–8,5 (daarbuiten treedt irritatie (tranenvloed) op);
- een steriele verpakking van maximaal 10 ml inhoud;
- isotoon (dat betekent dat de concentratie van opgeloste deeltjes in de toedieningsvorm gelijk is aan die van het traanvocht).

4.4.2 Toedieningsvormen voor het middenoor

Bij een beschadigd trommelvlies, bijvoorbeeld na veelvuldige oorontstekingen, bestaat de kans dat geneesmiddelen bij toediening via het oor terechtkomen in het middenoor. Daar bestaat een groot risico op beschadiging van het gehoororgaan (ototoxiciteit) door het geneesmiddel of één van de hulpstoffen.

Oordruppels die gebruikt worden voor aandoeningen van de uitwendige gehoorgang hoeven niet steriel te zijn, oordruppels voor het middenoor wel.

Voor steriele oordruppels gelden de volgende aanbevelingen:
- waterig;
- osmotische waarde overeenkomende met een 0,8–1,5 % natriumchlorideoplossing;
- pH tussen 6 en 8;
- werkzame bestanddeel in opgeloste vorm aanwezig;
- conserveren bij aflevering in een verpakking voor meermalig gebruik.

In feite zijn dit grotendeels de eisen die ook aan oogdruppels worden gesteld. De bereiding van steriele oordruppels is daarom gelijk aan de bereiding van oogdruppels en oogwassingen.

◘ Tabel 4.1   Parenterale toedieningswegen en hun bijzonderheden

toedieningsweg	volume in ml	type vloeistof
in de huid (intracutaan)	0,1–0,2	oplossing
onder de huid (subcutaan, s.c.)	0,1–2,0	oplossing
in de spier (intramusculair, i.m.)	1–20	oplossing, emulsie, suspensie
in het gewricht (intra-articulair)	1–10	oplossing, emulsie, suspensie
in de vene (intraveneus, i.v.)	1–5000	oplossing, emulsie, suspensie
in het ruggenmerg (intrathecaal)	0,1–10	oplossing, emulsie, suspensie
in de ruggenmergruimte (epiduraal)	0,1–10	oplossing, emulsie, suspensie

4.4.3 Parenteralia

Toedieningen buiten het maag-darmkanaal om noem je *parenterale* toedieningen. Een voorbeeld hiervan is een injectie of een infuus met een geneesmiddeloplossing in de bloedbaan. Meer voorbeelden staan in ◘ tab. 4.1 opgesomd. De geneesmiddelpreparaten voor parenterale toediening noem je parenteralia. Parenteralia zijn meestal waterige geneesmiddeloplossingen (vloeistoffen), maar ook suspensies en emulsies komen voor. Deze vloeistoffen noem je parenterale vloeistoffen.

Een parenterale toediening kan nodig zijn wanneer:

- de patiënt niet in staat is een geneesmiddel oraal in te nemen;
- er geen oraal of rectaal preparaat van het gekozen geneesmiddel voorhanden is;
- er een slechte opname van het geneesmiddel is te verwachten door bijvoorbeeld maag- en darmziekten of gelijktijdig gebruik van andere geneesmiddelen;
- gezien de ernst van de ziekte direct voldoende concentratie van het geneesmiddel in het lichaam moet worden bereikt;
- hoge concentraties in het lichaam moeten worden bereikt, die met een oraal of rectaal geneesmiddel (tabletten, drankjes, zetpillen) niet te bereiken zijn of alleen door toediening van zeer grote hoeveelheden van het geneesmiddel;
- het geneesmiddel in het maag-darmkanaal wordt afgebroken, waardoor het onwerkzaam zou worden.

De eisen die aan parenteralia gesteld worden:

- zo veel mogelijk isotoon aan lichaamsvloeistoffen;
- zo veel mogelijk van dezelfde pH als de lichaamsvloeistof waarin het wordt toegediend (met name bij subcutane, epidurale, intrathecale toediening en toediening in kleinere venen zijn deze eisen van belang. Bij toediening in grotere vaten is dit minder belangrijk);
- steriel;
- pyrogeenvrij (pyrogenen zijn dode resten van bacteriën die koorts veroorzaken);
- vrij van deeltjes (niet van belang bij intramusculaire injecties).

4.4.4 Steriele spoelvloeistoffen

Een spoelvloeistof is een steriele waterige oplossing — of soms alleen water — dat wordt gebruikt om lichaamsholten, wonden of lichaamsoppervlakken te spoelen, bijvoorbeeld na een chirurgische behandeling of bij de reiniging van wondoppervlakken. Omdat er beslist geen bacteriële infectie mag optreden, zijn deze spoelvloeistoffen altijd steriel.

Onder de spoelvloeistoffen rekenen we:

— blaasspoeling;
— wondspoeling;
— vaginale spoeling (hoeft niet steriel te zijn).

De eisen die aan spoelvloeistoffen gesteld worden:

— steriel;
— isotoon;
— pyrogeenvrij;
— zonder conserveermiddel;
— helder en vrij van deeltjes;
— verpakt in containers voor eenmalig gebruik.

Basishandelingen

Samenvatting

Als je in een apotheek werkt kom je dagelijks in contact met geneesmiddelen. In veel gevallen gaat het om kant-en-klare geneesmiddelen. Het zelf bereiden van geneesmiddelen uit grondstoffen gebeurt tegenwoordig alleen nog in gespecialiseerde apotheken (bereidingsapotheek) en in ziekenhuisapotheken. Maar of het nu om een kant-en-klaar geneesmiddel gaat of om een eigen bereiding: in alle gevallen moet je een aantal acties ondernemen voordat je op correcte manier kunt afleveren. Je kunt hierbij denken aan het zorgen voor de juiste hoeveelheid. Om dit te kunnen doen, heb je kennis nodig over de hulpmiddelen en gebruiksvoorwerpen, de inventaris. In elke apotheek is de nodige apparatuur aanwezig, zoals computers en een koelkast. Om een juiste hoeveelheid te krijgen kun je wegen met een weegschaal, een balans. Naast wegen kun je ook een bepaald volume afmeten met maatcilinder, pipet of spuit. Om deze handelingen goed te doen is het nodig dat je hoeveelheden kunt berekenen.

© Bohn Stafleu van Loghum is een imprint van Springer Media B.V., onderdeel van Springer Nature 2021
Y. M. Groot-Padberg, *Productzorg voor apothekersassistenten*, Basiswerk AG,
https://doi.org/10.1007/978-90-368-2614-3_5

Leerdoelen

Je kunt:

— beschrijven welke hulpmiddelen je nodig hebt bij het bereiden van geneesmiddelen in de apotheek;

— uitleggen hoe je moet afwegen;

— uileggen hoe je vloeistoffen moet afmeten;

— berekenen hoeveel je nodig hebt voor een recept.

5.1 Inventaris en apparatuur

In de apotheek vind je apparatuurinventaris en hulpmiddelen die voor het afleveren en bereiden van geneesmiddelen gebruikt kunnen worden. In dit hoofdstuk leer je welke apparatuur elke (niet-bereidende) apotheek heeft. Speciale apparatuur die nodig is voor bereidingen kun je vinden in het boek Bereiden en aseptisch handelen (Groot-Padberg 2021).

— koelkast en vriezer: om geneesmiddelen in op te slaan die koel of bevroren bewaard moeten worden;

— computer, scanner en printer: voor alle handelingen rondom een recept;

— afzuigkast of afzuigpunt: zuigt de lucht af zodat je veilig kunt werken met stuivende poeders;

— balans: weegschaal, kan soms ook gebruikt worden als telapparaat;

— afwasmachine.

Utensiliën zijn gebruiksvoorwerpen die je nodig hebt bij het bereiden:

— mortier en stamper (Een van de oudste gereedschappen die gebruikt worden in de apotheek is een mortier met stamper (◘ fig. 5.1 en 5.2), ook wel vijzel genoemd. Tegenwoordig wordt een mortier met stamper nog gebruikt om tabletten fijn te maken (of thuis in de keuken). Een mortier kan van verschillend materiaal gemaakt zijn: steen, kunststof, metaal. Elk materiaal heeft zijn eigen toepassing. Een stenen mortier gebruik je om stoffen fijn te wrijven, een metalen om vet te laten smelten.);

— maatcilinder: om vloeistoffen af te meten;

— erlenmeyer: om vloeistoffen te mengen of op te lossen;

— lepels, spatels enzovoort;

— papier: afweegpapier (perkament- en waspapier en doorzichtig folie).

Recipiënten zijn verpakkingsmaterialen:

— medicijnflessen, doosjes, potjes en zalftubes;

— etiketten en stickers.

Naslagwerken:

— boeken en naslagwerken: bijvoorbeeld het *Informatorium Medicamentorum*, het *Formularium Nederlandse Apotheken*, *LNA-mededelingen*, *LNA-procedures*, en de Europese Farmacopee (Tegenwoordig zijn deze naslagwerken allemaal online te raadplegen. Heel veel informatie over geneesmiddelen, procedures en bereidingen vind je op de KNMP Kennisbank.).

5

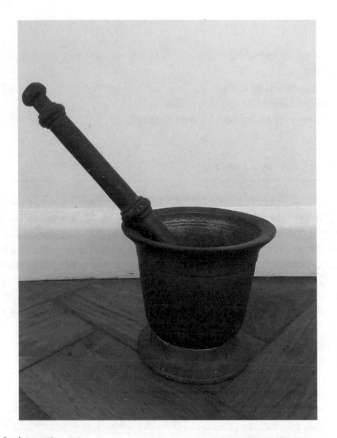

◻ **Figuur 5.1**   Oude mortier

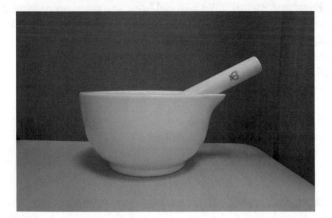

◻ **Figuur 5.2**   Moderne mortier met stamper

5.2 Wegen

Wegen en meten zijn heel belangrijk voor het zorgvuldig bereiden van geneesmiddelen in de apotheek. Eigenlijk begint iedere bereiding hiermee. Wegen is een bepaald gewicht (massa) van een stof afzonderen. Meten is een bepaald volume afpassen.

Wegen doe je met een balans. Oorspronkelijk was een balans een weegwerktuig met twee schalen aan de uiteinden. Als we op de schaal aan de ene kant een bepaald gewicht plaatsen, moeten we – om een evenwicht te krijgen – op de schaal aan de andere kant een hoeveelheid stof met dezelfde massa plaatsen.

Op deze manier kun je met aan de ene kant een bekend gewicht, aan de andere kant hetzelfde gewicht afwegen.

5.2.1 Elektronische balans

Tegenwoordig gebeurt dit elektronisch (◘ fig. 5.3). De balansen kunnen worden onderscheiden naar de hoeveelheid die er maximaal op mag worden afgewogen. De maximumhoeveelheid die op een balans mag worden afgewogen, noemen we het weegvermogen van de balans. Op iedere balans moet het weegvermogen vermeld staan. Ook geldt voor elke balans een minimumhoeveelheid die mag worden afgewogen. Deze minimumhoeveelheid is afhankelijk van de afleeseenheid. Veelgebruikte balansen zijn de zogeheten bovenwegers (grambalans) en de analytische balansen (milligrambalans).

De elektronische balans wordt in de meeste apotheken gebruikt. Hij wordt op een geschikte plaats waterpas opgesteld – bij voorkeur op een zware, stabiele werktafel – vrij van trilling en tocht. De ruimte mag niet onderhevig zijn aan grote temperatuurschommelingen. Het gewicht wordt digitaal weergegeven.

Het afwegen van hoeveelheden groter dan 1 gram wordt uitgevoerd op een zogeheten grambalans (aflezing in twee decimalen). Voor het afwegen van hoeveelheden kleiner dan 1 gram gebruiken we een milligrambalans (nauwkeuriger aflezing: in drie decimalen). Zowel bij een gram- als bij een milligrambalans moet je rekening houden met het weegvermogen van de balans (de maximale hoeveelheid die op een balans mag worden afgewogen).

Het wegen van een van tevoren vastgestelde hoeveelheid van stoffen moet heel voorzichtig gebeuren. Vaste stoffen worden op papier afgewogen, vetten op paraffinepapier of op plasticfolie.

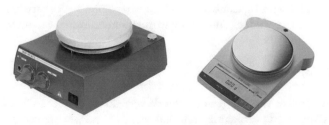

◘ **Figuur 5.3** Voorbeelden van een in de apotheek gebruikte balans. (Bron: ▶ www.spruyt-hillen.nl)

Vloeistoffen moeten worden afgewogen in een flesje of erlenmeyer. Het voorwerp waarin wordt gewogen, moet eerst worden getarreerd; dat wil zeggen dat het gewicht op nul moet worden gezet. Wanneer je uit een fles schenkt, houd dan altijd het etiket naar boven. Zo blijft bij eventueel morsen het etiket schoon. Bij het wegen moet altijd gecontroleerd worden of het ingewogen gewicht ook daadwerkelijk klopt met wat in het protocol staat.

Meestal zal de weging door een andere assistente moeten worden gecontroleerd of geparafeerd. Alleen als de computer de weging registreert en print, is deze controle niet nodig.

Daarnaast moeten bij deze stoffen de berekening en de nulstand van de balans gecontroleerd worden. De controles moeten voor vrijgave (vrijgave = het vrijgeven van het product; dit betekent dat het afgeleverd mag worden) door de apotheker worden afgetekend. Ook voor vrijgave van het preparaat is de controleparaaf van de apotheker noodzakelijk.

Behalve het gewicht moet ook gecontroleerd worden of de juiste stof is afgewogen. Het chargenummer (zie ook ▶ H. 3) van de pot waaruit geschept is, moet altijd genoteerd worden als de barcode niet scanbaar is. Meestal worden barcodes (streepjescodes) gescand om de computer te laten controleren of de juiste pot is gebruikt. De afgewogen hoeveelheden kunnen dan met behulp van een printer worden afgedrukt.

In principe streeft men naar een aflezing die tot op het laatste cijfer overeenkomt met de af te wegen hoeveelheid. Om het wegen niet al te lang te laten duren, wordt in de praktijk een zekere mate van afwijking toegestaan. Het blijkt dat wegingen voldoende nauwkeurig en snel uitvoerbaar zijn bij een relatief verschil van 1 % tussen het afgelezen weegresultaat en de af te wegen hoeveelheid.

Veelgemaakte fouten bij het wegen:
— De balans staat niet waterpas.
— De balans is niet schoon.
— De verkeerde balans is gebruikt voor de af te wegen hoeveelheid.

5.2.2 Kalibreren

Balansen vallen wettelijk onder toezicht van het IJkwezen. De eerste fase van de ijking wordt door de producent uitgevoerd, de tweede fase door de leverancier. Vervolgens wordt er voor regelmatige controle en onderhoud een abonnement afgesloten bij de leverancier of bij het Nederlands Meetinstituut IJkwezen.

Balansen moeten regelmatig gekalibreerd worden volgens de gebruiksaanwijzing van de fabrikant. Hierbij wordt gecontroleerd of de balans niet te veel afwijkingen vertoont. Als de balans niet meer voldoet, moet actie worden ondernomen om dit te verhelpen.

5.2.3 Tarreren

Tarreren is het bepalen van het gewicht van de verpakking. Op een elektronische balans kun je het gewicht van de verpakking uitschakelen door na weging van de verpakking de schaal van de balans weer in de nulstand te zetten.

In de weegprocedure wordt de balans op nul gezet nadat het weegpapiertje erop is geplaatst. Het voordeel is dat je het gewicht van de af te wegen hoeveelheid direct digitaal kunt aflezen.

5.3 Meten

Afmeten is het afpassen van een bepaald volume. We doen dit met behulp van een glazen maatcilinder (◘ fig. 5.4), met een pipet van passende grootte (◘ fig. 5.5) of met een spuit (◘ fig. 5.6).

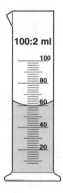

◘ **Figuur 5.4**   Maatcilinder

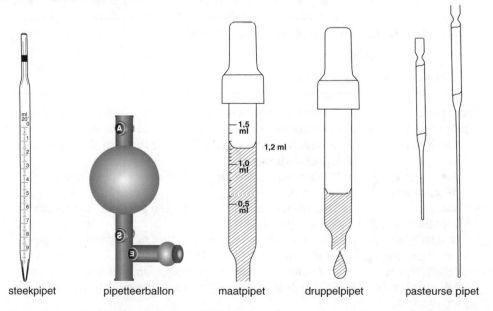

steekpipet   pipetteerballon   maatpipet   druppelpipet   pasteurse pipet

◘ **Figuur 5.5**   Enkele in de apotheek gebruikte pipetten

5

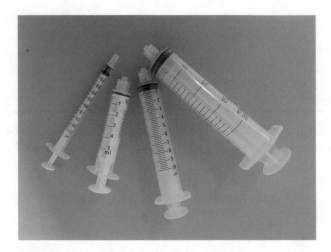

❏ Figuur 5.6   Spuiten om mee af te meten

5.3.1 Meten met een maatcilinder

Een maatcilinder is een maatglas met maatverdeling om een bepaald volume af te meten. Maatcilinders bestaan in heel veel verschillende maten, vanaf 5 ml (heel klein) tot meerdere liters. De maatcilinder moet zo weinig mogelijk groter zijn dan het volume dat je moet afmeten. Zit er verhoudingsgewijs weinig vloeistof in de maatcilinder, dan zal de onnauwkeurigheid bij het meten namelijk groter zijn. Dus 1 ml kun je beter afmeten in een maatcilinder van bijvoorbeeld 5 ml dan in een maatcilinder van 100 ml.

Het benodigde volume moet op de schaalverdeling worden afgelezen met het vloeistofoppervlak op ooghoogte, terwijl de maatcilinder horizontaal staat. De onderkant van de vloeistofspiegel (meniscus) moet 'raken' aan de maatstreep.

5.3.2 Meten met een pipet

Een pipet is een buisvormig instrument, vaak gemaakt van glas. De vloeistof wordt in de pipet gezogen met een pipetteerballon. Er zijn verschillende soorten pipetten:

- Volpipet: een glazen buis waarmee een bepaald volume kan worden afgemeten. Volpipetten zijn er in verschillende maten.
- Steekpipet: een glazen buis met een maatverdeling. Met een steekpipet kun je verschillende volumina afmeten.
- Maatpipet: een pipetje dat soms meegeleverd wordt bij een geneesmiddel om een bepaalde hoeveelheid vloeistof (in ml) af te meten.
- Druppelpipet: niet geschikt voor het afmeten van vloeistof in milliliters. Deze pipet wordt gebruikt om één of meerdere druppels te doseren.
- Pasteurse pipet: een glazen buisje waarmee je kunt druppelen. Met behulp van een ballonnetje zuig je vloeistof in de pipet. Vervolgens kun je deze vloeistof druppelsgewijs doseren.

5.3.3 Injectiespuiten

Om kleine hoeveelheden af te meten is het handig om een (injectie)spuit te gebruiken. De benodigde hoeveelheid vloeistof wordt opgezogen in de spuit. Een uitgebreide beschrijving voor het meten van volumes is opgenomen in de LNA-procedures bereiden: Volumemeting, uitvoering (S01-5). Deze is te bekijken op de KNMP Kennisbank.

Bij vloeibare geneesmiddelen wordt vaak een spuitje of een maatlepel bijgeleverd. Met een spuit kun je nauwkeuriger afmeten dan met een maatlepel.

5.3.4 Kalibreren

Kalibreren wordt ook gedaan bij de volumemeting. In een aantal gevallen is het nodig de bereiding rechtstreeks in het uiteindelijke verpakkingsmateriaal uit te vullen. Een medicijnfles wordt dan voor de bereiding gekalibreerd. Dat wil zeggen dat het af te meten volume in de vorm van water met een maatcilinder in de medicijnfles wordt gedaan. Vervolgens wordt een merkstreepje op de fles aangebracht. Het water wordt verwijderd en de bereiding kan nauwkeurig tot het merkstreepje worden aangevuld. Op veel medicijnflessen die te koop zijn, zit er in het glas een kleine verdikking om het juiste volume aan te geven. Deze verdikking is niet nauwkeurig en deze kun je bij het aanvullen niet gebruiken als het volume precies moet zijn.

Wanneer je kunt kiezen tussen wegen en volumemeten gaat de voorkeur uit naar wegen. Wegen is objectief. Met wegen kun je het resultaat van de weging namelijk printen en bereik je een grotere nauwkeurigheid dan met volumemeten. Bij het meten van een volume kijk je naar de maatcilinder of de pipet om te zien of de meniscus van de vloeistof tot het juiste streepje zit. Dit is subjectief.

5.3.5 Druppelgewicht

Zoals je hebt kunnen lezen, is het werken met volumes (meten) minder nauwkeurig dan het wegen van stoffen. Als je een vloeistof druppelt, is het gewicht van een druppel afhankelijk van de dikte van de vloeistof, maar ook van de grootte en de vorm van de druppelaar. Dat betekent dat een druppel van dezelfde vloeistof met verschillende pipetjes gedruppeld niet steeds even groot is. Er bestaat een gestandaardiseerde druppelteller, beschreven in de Farmacopee. Wanneer je deze niet hebt, kun je zelf het druppelgewicht van een vloeistof met bijbehorende pipet bepalen. Hiervoor gebruik je een balans. Je druppelt op bijvoorbeeld een horlogeglas zoveel druppels tot je 2.000 gram hebt. Je telt daarbij de druppels. Het druppelgewicht is als volgt te berekenen:

2.000 mg/aantal druppels = gewicht van 1 druppel in milligram

5.4 Werken met eenheden

Bij hulpstoffen kun je uit het recept of het bereidingsvoorschrift afleiden hoeveel werkzame stof en hoeveel hulpstof je moet afwegen. Soms zijn de exacte hoeveelheden aangegeven die je voor de bereiding nodig hebt. In dat geval hoef je zelf niets uit te rekenen. Maar vaak is het niet zo eenvoudig. We bespreken hierna enkele mogelijkheden om de verschillende hoeveelheden aan te geven.

Om te meten en te wegen moeten we weten hoeveel we moeten afwegen of afmeten. Daarvoor zetten we een eenheid achter een getal. Eenheden zijn bijvoorbeeld nodig om uit te drukken dat een weg 10 meter (m) is, dat we wel 20 minuten (min.) hebben gewacht, dat onze auto 80 kilometer per uur rijdt (km/uur), dat het in de zomer 27 graden Celsius (°C) is en dat we een ledlamp in de schemerlamp draaien van 9 Watt. Voor het wegen kennen we eenheden als kilo en (vroeger) ons en pond, maar ook grammen en milligrammen.

Ieder land kent ook nog eigen eenheden, maar internationaal is afgesproken dat er vanaf 1978 geen andere eenheden meer gebruikt worden dan de officiële internationaal-systeem-eenheden, beter bekend als de SI-eenheden (uit het Frans: Système International).

Soms vind je op een recept Romeinse cijfers, vandaar dat we ook daaraan in het kader van meten en wegen aandacht besteden.

5.4.1 SI-eenheden

De zeven grondeenheden zijn weergegeven in ◘ tab. 5.1.

Er wordt niet meer gesproken over gewicht, maar over massa. Gewicht heeft namelijk iets te maken met de aantrekkingskracht van de aarde; gewicht is daardoor veranderlijk (je kunt wel gewichtloos zijn, maar niet massaloos).

De SI-eenheid van temperatuur is Kelvin, en niet Celsius, ook al wordt die over de hele wereld nog volop gebruikt. In de praktijk werk je echter niet met temperaturen in Kelvin. Daarom gaan we er hier ook niet verder op in.

Van een aantal van deze grondeenheden bestaan afgeleiden die steeds terugkomen. Sommige eenheden zijn zo klein, of juist zo onwerkbaar groot, dat er ook veel decimale voorvoegsels worden gebruikt, waarvan sommige je vast bekend voorkomen.

◘ **Tabel 5.1**   De SI-eenheden

de eenheid van	is	symbool
lengte	meter	m
tijd	seconde	s
massa	kilogram	kg
temperatuur	Kelvin	K
elektrische stroom	ampère	A
lichtsterkte	candela	cd
hoeveelheid stof	mol	mol

◘ **Tabel 5.2** Decimale voorvoegsels bij SI-eenheden		
voorvoegsel	symbool	vermenigvuldigingsfactor
mega	M	10^6 (= 1.000.000)
kilo	k	10^3 (= 1.000)
milli	m	10^{-3} (= 0,001)
micro	μ	10^{-6} (= 0,000001)

Enkele decimale voorvoegsels die gebruikt mogen worden binnen het SI staan hieronder. De voorvoegsels in ◘ tab. 5.2 moet je kennen.

NB. De tussenliggende stappen – deci-, centi-, enzovoort – komen in de apotheek niet zoveel voor, dus laten we ze voor wat ze zijn. De afkorting μ voor microgram uit het SI-stelsel mag in de apotheek niet worden gebruikt. Een verschrijving of onduidelijk handschrift kan te gemakkelijk tot ernstige fouten leiden. Microgram wordt daarom afgekort als *microg* en niet als μ, μg, ug of mcg!

Voorbeeld

1,0 g (= 10,0 dg = 100,0 cg) = 1.000,0 mg (Let op: in dit geval gaat de komma steeds naar rechts.)

1 mg (= 0,1 cg = 0,01 dg) = 0,001 g (Let op: in dit geval gaat de komma steeds naar links.)

Nog even terugkomend op de gewichten (massa's): de grammen en milligrammen volgen nauwkeurig het SI.

De stappen zijn dus net als bij de andere voorvoegsels even groot:

– 1 Mg = 1.000.000 g = 1 miljoen g
– 1 kg = 1.000 g = 10^3 g
– 1 mg = 0,001 g = 10^{-3} g
– 1 microg = 0,000001 g = 10^{-6} g

NB. 1 Mg = 1.000 kg, maar 1.000 kg wordt meestal 1 ton genoemd; 1 ton is dus 1 Mg.

5.4.2 Romeinse cijfers

Tot ver in de middeleeuwen was in onze omgeving het rekenen met Romeinse cijfers heel normaal; pas daarna werd gebruikgemaakt van de Arabische cijfers zoals we die nu gebruiken. (Het belangrijkste voordeel daarvan is de 'ontdekking' van het getal 0.)

Vroeger werden uitsluitend Romeinse cijfers op recepten gebruikt en ook nu komen ze nog steeds voor op handgeschreven recepten, ook al mag dat eigenlijk niet meer. Het getal 300 zal zelden worden overschreden.

5

Toch kan het geen kwaad er even wat mee te oefenen. De Romeinse cijfers 1 tot en met 10 zien er als volgt uit:
- I
- II
- III
- IV (5 − 1)
- V
- VI (5 + 1)
- VII (5 + 2)
- VIII (5 + 3)
- IX (10 − 1)
- X

Hetzelfde symbool wordt niet vaker dan drie keer gebruikt. Met grotere getallen wordt in principe op dezelfde manier gewerkt. Vaststaande symbolen voor andere getallen zijn:
- 50 = L
- 100 = C
- 500 = D
- 1.000 = M

De opbouw van Romeinse cijfers verloopt altijd op de volgende manier: eerst de (eventuele) duizendtallen, dan de honderdtallen, dan de tientallen en ten slotte de eenheden.
Dus fout is: 199 = CIC. Goed is: 199 = CXCIX.

Voorbeeld
Op een recept van een tandarts staat XXI tabletten amoxicilline.
Welk aantal wordt er bedoeld?

X	10
XX	20
I	1
aantal	21

5.4.3 Procenten

Percentages kom je overal tegen in het dagelijks leven, ook in de apotheek. Een hoeveelheid werkzame stof in een bereiding wordt in de regel in procenten aangegeven. Dat zien we bijvoorbeeld bij het vervaardigen van crèmes, zalven en dranken.

Eigenlijk zijn percentages niets meer dan breuken, met dat verschil dat de noemer steeds 100 is.

Een percentage is altijd een deel van het geheel.

Het geheel is altijd bekend: steeds 100 %.

Kortom:
- 1 % (1 %) = 1/100 × …
- 1 per 100 betekent …: 100
- 1 van de honderd = 0,01 × …

Voorbeeld

25 % van het geheel = 25 % van … = 25/100 × … = 0,25 × … = 1/4 × …
Of omgerekend:
1/4 deel van het geheel = 1/4 × 100 % = 0,25 × 100 % = 25 : 100 × 100 % = 25 %

Voorbeeld

R/Hydrocortison crème FNA 1 %
In het informatorium staat bij Hydrocortison, dosering: cutaan: 10 mg/g. Komt dit overeen?
1 % betekent 1 gram per 100 gram. 1 gram is 1.000 mg. 1 gram per 100 gram is 1.000 mg per 100 gram. Als er 1.000 mg in 100 gram zit, zit er 1.000/100 = 10 mg in 100/100 = 1 gram crème.
1 % komt dus overeen met 10 mg/g.

5.4.4 m/v%, v/v% en m/m%

Omdat we in de apotheek niet alleen met droge stoffen werken, maar ook met vloeistoffen, gebruiken we meestal een aanduiding vóór het procentteken. Deze aanduiding geeft aan dat het percentage te maken heeft met het aantal grammen ten opzichte van een volume in ml.

Dus 1 m/v % wil zeggen: 1 gram stof op 100 ml vloeistof.

Of alleen voor volumes: 1 v/v % = 1 ml op 100 ml vloeistof. Dit wordt ook wel opgeschreven als vol.procent of % vol.

En ten slotte is 1 m/m % 1 gram op 100 gram.

Als er geen aanduiding bij de procenten staat, nemen we aan dat het m/m% is.

Voorbeelden

Op een fles wijn staat 13,5 % vol. Dit betekent dat deze fles 13,5 % alcohol bevat. In 1 liter = 1.000 ml zit dus 13,5/100 × 1.000 = 135 ml alcohol.
In de bijsluiter van een homeopathisch middel staat: 50 ml Echinacea purpurea Ø alcoholgehalte 64 % (v/v). Dit betekent dat er in 1 ml 64/100 = 0,64 ml alcohol zit.

5.4.5 Berekenen van de concentratie

De hoeveelheid van een stof per hoeveelheid mengsel wordt wel de concentratie genoemd.

> Concentratie = wat erin zit/totaal × 100 %

Voor de berekening van de concentratie van een stof in een mengsel moeten altijd de hoeveelheid stof en de totale hoeveelheid mengsel waarin de stof zich bevindt, bekend zijn. Hieruit kun je dan de concentratie berekenen. De concentratie wordt uitgedrukt in procenten.

5.4.6 Relatieve dichtheid

Bij het onderwerp druppelgewicht heb je al iets kunnen lezen over de dichtheid van een vloeistof. Als je olie en water mengt, gaat de olie op het water drijven. Olie is lichter dan water. Als je limonadesiroop in een glas doet en er voorzichtig water bij doet, blijft het water boven de siroop. Siroop is zwaarder dan water. Een maat voor hoe zwaar een bepaalde vloeistof is, is de dichtheid.

De formule voor dichtheid is het gewicht van een volume. Dichtheid wordt uitgedrukt in g/ml.

Een bekend grapje waarin de dichtheid een rol speelt, is de vraag: wat is zwaarder, een kilo lood of een kilo veren? Dat is natuurlijk allebei even zwaar, namelijk 1.000 gram. Het volume is wel verschillend: een kilo veren neemt veel meer ruimte in dan een kilo lood. De dichtheid van lood is veel groter dan de dichtheid van veren.

Omdat water gezien wordt als de standaardvloeistof met een dichtheid van 1,00 gram/ml worden andere vloeistoffen daarmee vergeleken. We spreken dan van relatieve dichtheid. De eenheid g/ml hoeft dan niet meer gebruikt te worden. De relatieve dichtheid gebruik je als je een bepaald volume moet omrekenen naar het aantal grammen of andersom. Hierbij gebruik je als het ware dan altijd de formule rd = massa/volume. Als je twee van de drie weet, kun je de missende derde uitrekenen.

> **Voorbeeld**
> De relatieve dichtheid van olie is 0,9. Dat betekent dat olie lichter is dan water (want de dichtheid van water is 1,00). 100 ml olie weegt dan 100 × 0,9 = 90 gram.
> Met de formule:
> Rd = 0,9 = massa/100 ml. De massa is dan 0,9 × 100 = 90 gram.

5.4.7 De termen ad en ana

In dit boek hebben we al een aantal Latijnse termen genoemd die op een recept kunnen voorkomen.

Nog enkele termen zijn:
aa = ana = van elk = van ieder dezelfde hoeveelheid, en ad = totaal (tot.)

Voorbeeld
Acidum salicylicum
Acidum benzoicum aa 5 gram
Cremor Lanette II FNA ad 100 gram
In totaal wordt 100 gram afgeleverd: ad = tot.
Dit betekent dat de volgende hoeveelheden moeten worden afgewogen:
Acidum salicylicum 5 gram
Acidum benzoicum 5 gram
Cremor Lanette II FNA 90 gram (100 − 10)

5.4.8 Internationale Eenheden (I.E.)

In sommige gevallen wordt de sterkte niet in grammen of milligrammen per ml gegeven, maar in zogeheten biologische eenheden, die internationaal overal hetzelfde zijn. We noemen dat ook wel Internationale Eenheden of I.E. of in het Engels I.U. (International Units). Dat zien we bijvoorbeeld bij insuline, vitamines en bij sommige antibiotica.

In de meeste gevallen zijn de internationale eenheden hetzelfde getal per ml of per gram, maar soms is dat wisselend. Bijvoorbeeld bij de stof Bacitracine: daar staat dat 1 gram ten minste 60 I.E. bevat, maar dat kan de ene keer 65 I.E. zijn en de andere keer 68 I.E. Kijk dus altijd goed op het flesje of potje met hoeveel I.E. 1 gram of ml overeenkomt.

Bij insuline hebben we 100 I.E. per ml. Insuline heeft verschillende soorten: de snelwerkende en de langzamer werkende. Soms zitten deze twee soorten bij elkaar in 1 ml, bijvoorbeeld: Mixtard Insuline 30/70, dat wil zeggen: in 1 ml zit 30 I.E. snelwerkende insuline en 70 I.E. langzamer werkende insuline.

Bij vitamines zien we bijvoorbeeld: vitamine A 9.000 I.E. per ml.

5.4.9 Rekenen met aantallen en hoeveelheden

Het uitrekenen van hoeveelheden die nodig zijn voor bereidingen zul je in de praktijk niet zo vaak meer hoeven doen. Wel moet je snel kunnen rekenen met aantallen. Veel geneesmiddelen zijn verpakt in een standaardhoeveelheid voor een maand, vaak 30 stuks. Als je voor drie maanden moet afleveren, pak je drie doosjes uit de ladekast. Op het recept staat dan 90 stuks.

Voorbeeld
Voor een recept heb je 180 tabletten enalapril 10 mg nodig. Deze zijn verpakt in doosjes met 30 tabletten per doosje. Hoeveel doosjes pak je?
180 tabetten/30 tabletten per doosje = 6 doosjes.
De enalapril 10 mg tabletten zijn niet leverbaar. Er zijn alleen tabletten van 20 mg leverbaar, 30 tabletten per doosje. Hoeveel doosjes lever je nu af?

> Een tablet van 20 mg wordt in 2× gebruikt. Je hebt dus maar de helft van het aantal tabletten nodig.
> 180/2 = 90 tabletten. 30 tabletten per doosje: 90/30 = 3 doosjes.

Sommige fabrikanten doen een hoeveelheid voor 4 weken in een verpakking: 4 weken is 28 dagen, dus 28 stuks per doosje. Voor 90 dagen zul je dan 90/28 = 3,214 doosje moeten meegeven. In de praktijk zal dit dan aangepast worden naar 3 doosjes van 28 = 84 stuks. Dit aantal moet dan ook op het etiket vermeld worden.

Soms is het nodig uit te rekenen hoeveel verpakkingen van een drank je mee moet geven.

Op recepten voor antibioticadrankjes staat vaak: 'voor zeven dagen'. Je moet dan met behulp van de dosering berekenen hoeveel flesjes je gaat aanmaken.

Voorbeeld

Op een recept staat: Amoxicilline drank 125 mg/5 ml; 3dd 5 ml, voor 10 dagen.
De patiënt krijgt dan 3 keer daags 5 ml = 15 ml per dag. Voor 10 dagen heeft deze patiënt dus 10 × 15 = 150 ml drank nodig. Een flesje bevat 100 ml; je maakt in dit geval 2 flesjes aan en levert deze af. Op het etiket staat: gedurende 10 dagen gebruiken, de rest weggooien/terugbrengen naar de apotheek. Als de patiënt de kuur maar 7 dagen hoeft te gebruiken, kiezen de apotheken ervoor om toch maar 1 flesje mee te geven; die ene dosering doet er voor de therapie niet toe en voorkomt wel een heleboel verspilling.

Literatuur

Groot-Padberg, Y. M. (2021). *Bereiden en aseptisch handelen. Verdieping voor apothekersassistenten.* Houten: Bohn Stafleu van Loghum.

Werkzame stoffen

Samenvatting

Lucht, aarde, water: alles om ons heen bestaat uit materialen. Een materiaal is een stof of een combinatie van stoffen. Elke stof heeft kenmerkende eigenschappen. Water is vloeibaar, beton is vast bij kamertemperatuur. De woorden stof en materiaal worden vaak door elkaar gebruikt. Materialen zijn mengsels, stoffen zijn puur. Geen enkel geneesmiddel dat in de apotheek wordt verstrekt, bestaat uit één stof. Het bestaat altijd uit de werkzame stof met hulpstoffen. Zonder hulpstoffen kun je namelijk geen goede tablet maken. De werkzame stof kan in verschillende vormen voorkomen. Zo kan suiker voorkomen als poedersuiker, kristalsuiker en kandij. Ook kan een stof in verschillende fasen voorkomen: vast, vloeibaar of gasvormig. In de scheikunde onderzoeken ze alles wat met stoffen te maken heeft. Zo heet het kleinste deeltje van een stof een molecuul. Als je moleculen uit elkaar haalt krijg je atomen. De meeste geneesmiddelen zijn synthetisch: ze worden gemaakt in een chemisch proces. De structuur (hoe ze eruitzien) is bekend en goed weer te geven. Sommige stoffen worden geproduceerd door levende cellen. Dat noemen we biologicals. Deze moleculen hebben vaak een ingewikkelde structuur.

© Bohn Stafleu van Loghum is een imprint van Springer Media B.V., onderdeel van Springer Nature 2021
Y. M. Groot-Padberg, *Productzorg voor apothekersassistenten*, Basiswerk AG,
https://doi.org/10.1007/978-90-368-2614-3_6

Leerdoelen

Je kunt:

- de begrippen atoom, molecuul, stoffen en materialen uitleggen;
- voorbeelden geven van de verschillende vormen van werkzame stoffen;
- uitleggen waarom werkzame stoffen in verschillende vormen voorkomen.

6.1   Basisscheikunde

Alle dingen om ons heen bestaan uit stoffen. Hout, water, steen en paracetamol zijn vier voorbeelden. Er zijn miljoenen verschillende stoffen bekend. Elke stof heeft zijn eigen eigenschappen. Deze stofeigenschappen zijn kenmerkend voor de stof en bepalen hoe je een stof kunt gebruiken. Met water kun je geen huis bouwen en beton kun je niet innemen.

6.1.1   Fasen en faseovergangen

Een belangrijke stofeigenschap is de vorm bij kamertemperatuur. Stoffen kunnen vast, vloeibaar of gasvormig zijn. Dit noemen we de fase van de stof. De meeste stoffen kennen we maar in één fase. Zuurstof is gasvormig, suiker is vast. Afhankelijk van de temperatuur kan een stof overgaan van de ene fase naar de andere. Zo is water bij kamertemperatuur vloeibaar en bij −1 °C vast (ijs). De overgang van vloeibaar naar vast noemen we stollen of bevriezen. Omgekeerd heet de overgang van vast naar vloeibaar smelten. De temperatuur waarbij dit gebeurt, noemen we het smeltpunt. De overgang van vloeibaar naar gas heet verdampen, de overgang van gas naar vloeibaar heet condenseren. De temperatuur die bij deze faseovergang (◘ fig. 6.1) hoort, noemen we het

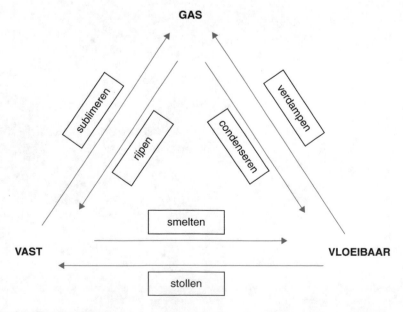

◘ **Figuur 6.1**   Faseovergangen

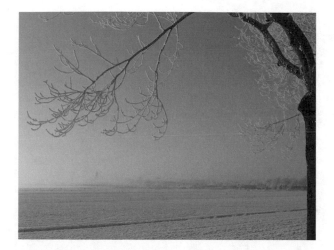

■ Figuur 6.2 Rijp op boom

kookpunt. Het kookpunt van water is 100 °C, het smeltpunt van water is 0 °C. Een bijzondere overgang is die waarbij een vaste stof meteen gasvormig wordt. Dit noemen we sublimeren. Ook kan een gas in een keer vast worden: dat heet rijpen. Een voorbeeld hiervan zie je soms in de winter als waterdamp bevriest. Dan zie je rijp op de bomen en struiken (■ fig. 6.2).

Het smeltpunt en het kookpunt zijn karakteristiek voor een stof. De hoogte van het smeltpunt en het kookpunt zijn een maat voor hoe stevig de stof in elkaar zit. Zo is ijzer heel sterk en het smelt pas bij 1.536 °C.

6.1.2 Mengsels en zuivere stoffen

Zoals hierboven beschreven, heeft elk materiaal en elke stof zijn eigen eigenschappen. Ook heeft elke stof een eigen naam. Deze naam is soms een verzamelnaam. Denk bijvoorbeeld aan hout; je hebt heel veel verschillende soorten hout: eikenhout, beukenhout, dennenhout. Als een materiaal uit meerdere stoffen bestaat, heet het een mengsel. Als het maar uit één stof bestaat, noemen we het een zuivere stof. Denk hierbij aan zout. Zout in het zoutvaatje is een zuivere stof. Als je het toevoegt aan water heb je een mengsel. In de natuur zijn ongeveer vier miljoen zuivere stoffen bekend. Hiermee kun je een oneindig aantal mengsels maken.

6.1.3 Moleculen en atomen

De term 'zuivere stof' betekent dat de stof bestaat uit allemaal dezelfde deeltjes. Bij suiker en zout kun je dit zien als kleine kristallen. Als je deze kristallen kleiner en kleiner zou maken, blijft uiteindelijk het kleinste deeltje over dat nog de eigenschappen van de stof heeft. Dit deeltje noemen we een molecuul. Moleculen kun je niet met het blote oog zien en ook niet onder een microscoop.

6

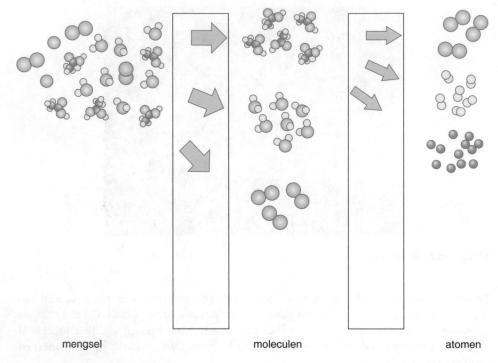

| mengsel | moleculen | atomen |

◻ **Figuur 6.3** Opbouw van stoffen

Een molecuul is opgebouwd uit nog kleinere deeltjes, die atomen heten. Het woord atoom is afgeleid van het Griekse woord 'atomos', dat ondeelbaar betekent (◻ fig. 6.3).

Er zijn tot nu toe 112 verschillende atomen bekend. Elk atoom wordt aangeduid met een letter. Alle atomen zijn opgeschreven in een grote tabel: het periodiek systeem der elementen. Naast de aanduiding van de letter staan er nog andere eigenschappen van de atomen in deze tabel.

Als een stof bestaat uit één soort atomen heet die stof een element. Een voorbeeld hiervan is zuurstof. Zuurstof wordt aangeduid met de letter O. Het element zuurstof bestaat uit twee zuurstofatomen die aan elkaar gebonden zijn. Elementen worden verdeeld in twee soorten: metalen en niet-metalen. Een element metaal, bijvoorbeeld ijzer, bestaat uit heel veel ijzeratomen die elkaar goed vasthouden en dicht tegen elkaar aanliggen. Dit heet een metaalrooster.

Atomen kunnen zich dus binden aan andere atomen. Elk atoom heeft een vast aantal bindingsplaatsen. Zuurstof heeft er twee, waterstof heeft er één. Als twee of meer atomen aan elkaar binden, ontstaan er moleculen. Het molecuul wordt aangeduid met de letters en het aantal van de atomen. Waarschijnlijk ken je wel H_2O als omschrijving van water. H_2O is de moleculformule: een molecuul water bestaat uit twee H-atomen en

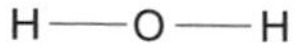

$$H\text{---}O\text{---}H$$

Figuur 6.4 Structuurformule water

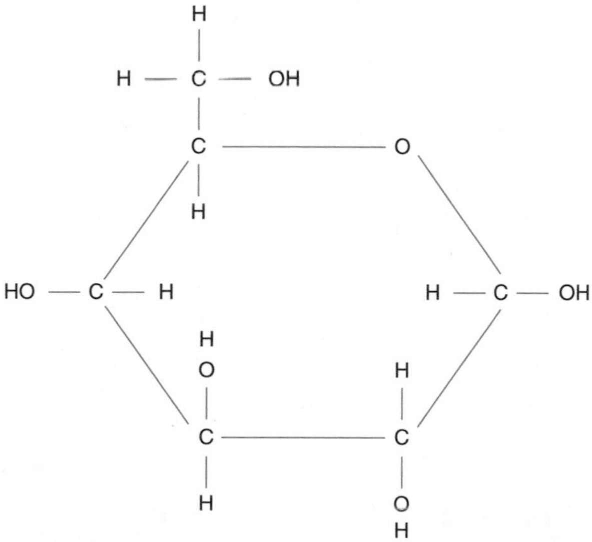

Figuur 6.5 Structuurformule glucose

één O-atoom. H is de aanduiding voor waterstof, O is de aanduiding voor zuurstof. Het getal dat achter de letter H staat (2) betekent dat er twee waterstofatomen en één zuurstofatoom in dit molecuul zitten. Het getal 1 wordt nooit achter een letter gezet.

De molecuulformule voor glucose, een soort suiker, is $C_6O_6H_{12}$. In dit molecuul zitten dus zes koolstofatomen (C), zes zuurstofatomen (O) en twaalf waterstofatomen (H). Je kunt aan een molecuulformule niet zien hoe de atomen aan elkaar gebonden zijn.

Je kunt water, H_2O, ook tekenen. Dan geef je tussen de letters met streepjes aan hoe de atomen verbonden zijn. Zo'n tekening heet de structuurformule. In de ◘ fig. 6.4 en 6.5 zie je de structuurformule van water en van glucose.

De naamgeving van moleculen zegt wel iets over de manier waarop de atomen gebonden zijn. In de scheikunde zijn afspraken gemaakt over het geven van namen. In namen van moleculen worden voor cijfers Griekse telwoorden gebruikt.

De chemische naam voor water is diwaterstofoxide. Di is het Griekse woord voor twee. De chemische naam voor glucose is 6-(hydroxymethyl)oxane-2,3,4,5-tetrol. Je ziet dat chemische namen moeilijk uit te spreken zijn. Daarom hebben de meeste moleculen ook een makkelijkere naam, zoals water of glucose. Bij werkzame stoffen in geneesmiddelen noem je dat de generieke naam.

6

Voorbeeld paracetamolnaamgeving

Op het doosje met paracetamoltabletten staat:

De werkzame stof in dit middel is paracetamol. De andere stoffen (hulpstoffen) in dit middel zijn povidon (E1201), voorverstijfseld zetmeel, stearinezuur (E570) en natriumzetmeelglycolaat type A.

Een paracetamoltablet is dus een mengsel van verschillende stoffen. Als je paracetamol opzoekt op de KNMP Kennisbank vind je de chemische naam, de molecuulformule en de structuurformule (zie hieronder). De chemische naam is zo lang dat we het in Nederland altijd hebben over paracetamol. Paracetamol is de generieke naam. Het is ook verkrijgbaar onder verschillende merknamen, zoals Panadol® of Hedex®. De naam is anders, maar beide merken bevatten de werkzame stof paracetamol.

molecuulformule: $C_8H_9NO_2$

chemische naam: N-(4-hydroxyfenyl)acetamide

structuurformule:

generieke naam: paracetamol

specialité: Hedex®, Panadol®

6.2 Verschijningsvormen van een geneesmiddel

Vaak wordt van een geneesmiddel een zogenoemd 'zout' gemaakt, zodat het beter oplost bijvoorbeeld. Zo kennen we prednisolon en prednisolondinatriumfosfaat. Het werkzame deel is prednisolon. Dit noemen we de base. Het dinatriumfosfaat is 'eraan geplakt' om het beter oplosbaar te maken. Dit stukje noemen we de 'zuurrest'. Het geheel, prednisolondinatriumfosfaat, heet de zoutvorm.

Op alle geneesmiddelverpakkingen staat de sterkte en de vorm van de werkzame stof vermeld. Dit is verplicht. Er zijn verschillende manieren om dit op te geven.

a. De hoeveelheid van de werkzame stof wordt opgegeven als de hoeveelheid base (prednisolon).

b. De hoeveelheid van de werkzame stof wordt opgegeven als de totale hoeveelheid van de zoutvorm (morfinehydrochloride).

c. De hoeveelheid van de zoutvorm wordt vergeleken met de hoeveelheid van een andere zoutvorm (metoprolol).

Bij de aanduiding van de hoeveelheid geneesmiddel wordt in principe uitgegaan van de hoeveelheid base, omdat dat de werkzame stof is. De hoeveelheid van de zuurrest wordt dan als het ware niet meegeteld. De zuurrest wordt tussen haakjes achter de werkzame stof + sterkte opgeschreven. Bijvoorbeeld: Prednisolon drank 1 mg/ml (als dinatriumfosfaat).

In de stofmonografie van prednisolon (zie de KNMP Kennisbank!) staat bij Dosering: oraal (-, als di-Na-fosfaat): volwassenen aanvankelijk 0.5–1 mg/kg lich.gewicht per dag in 2–4 doses. Dit betekent dat een patiënt 0,5–1 mg/kg lichaamsgewicht prednisolon base per dag krijgt. Als je prednisolondinatriumfosfaat gebruikt, heb je meer nodig, want de zuurrest weegt ook iets. Je kunt dit heel goed zien als je naar het FNA-voorschrift voor prednisolondrank kijkt:

De sterkte is 1 mg/ml (als dinatriumfosfaat), dus 100 mg prednisolon per 100 ml. Voor 100 ml moet je 146 mg prednisolondinatriumfosfaat afwegen; dit komt dan overeen met 100 mg prednisolon.

Onder het kopje 'bijzonderheden' in het Informatorium Medicamentorum (IM) in de KNMP Kennisbank vind je hoe base en zout zich tot elkaar verhouden.

Van morfine bestaan verschillende vormen, onder andere morfinehydrochloride en morfinesulfaat. Dit zijn beide zouten van de base morfine. In de praktijk worden morfinehydrochloride en morfinesulfaat in gelijke hoeveelheden naast elkaar gebruikt: 10, 20 of 50 mg is gebruikelijk. 20 mg morfinehydrochloride bevat vrijwel dezelfde hoeveelheid morfinebase als 20 mg morfinesulfaat.

Van metoprolol heb je verschillende vormen. In het IM staat: 95 mg metoprololsuccinaat bevat eenzelfde hoeveelheid metoprololbase als 100 mg metoprololtartraat.

Een beetje verwarrend dus, want hierboven heb je net gelezen dat bij de aanduiding van de hoeveelheid geneesmiddel in principe wordt uitgegaan van de hoeveelheid base. Maar hier is het ook weer nét anders.

IJzer wordt toegepast bij anemie (bloedarmoede). Er bestaan verschillende vormen van ijzer, bijvoorbeeld ferrofumaraat, ferrogluconaat en ferrochloride. Tabletten ferrofumaraat 200 mg bevatten 65 mg ijzer (het werkzame deel). Een bruistablet met 695 mg ferrogluconaat bevat 80 mg ijzer. Dat is meer per tablet, maar ferrogluconaat wordt minder goed opgenomen in de darmen.

Bij sommige zouten staat er ook nog een aanduiding voor water genoemd, bijvoorbeeld dihydraat. Dat betekent dat er twee (di = twee) watermoleculen gebonden zijn per molecuul werkzame stof. Ook deze watermoleculen hebben een bepaald gewicht, waardoor er nog meer van het zout moet worden afgewogen voor de juiste hoeveelheid base.

In bijzondere gevallen is de zoutvorm van belang voor de werking. Zo wordt magnesiumoxide gebruikt als laxeermiddel, magnesiumhydroxide als antacidum en magnesiumcitraat bij nierstenen.

6.3 Bijzondere werkzame stoffen

In ▶ par. 6.1 en 6.2 hebben we het steeds gehad over moleculen met goed beschreven structuur- en molecuulformules. De meeste werkzame stoffen worden synthetisch geproduceerd, een chemisch (scheikundig) proces. Er zijn ook werkzame stoffen die grote

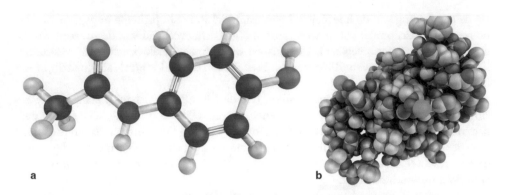

a   b

◻ Figuur 6.6   (a) de structuur van paracetamol; (b) de structuur van insuline

6

complexe moleculen zijn en die geproduceerd worden door levende cellen. Omdat de structuur te ingewikkeld is, zie je op de KNMP Kennisbank geen afbeelding. In ◻ fig. 6.6 zie je bij a. de structuur van paracetamol en bij b. de structuur van insuline.

Veel van deze stoffen vallen onder de zogenaamde biologicals: stoffen van biologische oorsprong. Een biologisch geneesmiddel is een geneesmiddel waarvan de werkzame stof vervaardigd is door of afkomstig is van een levend organisme, een bacterie, schimmel, of een dierlijke of plantaardige cel. Bij biologische geneesmiddelen bestaan de werkzame stoffen uit menselijke eiwitten (bijvoorbeeld hormonen), geproduceerd door levende organismen (bacteriën, schimmels, dierlijke of plantaardige cellen). Het DNA van deze organismen wordt veranderd, zodat die cellen de gewenste menselijke eiwitten kunnen gaan produceren. Biologische geneesmiddelen worden dus gemaakt door genetisch aangepaste, levende cellen. Deze cellen zijn in feite de levende fabriekjes van biologische geneesmiddelen. Insuline bijvoorbeeld kan geproduceerd worden door een levend organisme (zoals een bacterie of een gist) dat voorzien werd van een gen dat de productie van insuline mogelijk maakt. De meeste van deze stoffen bevatten eiwitten of delen van eiwitten. Het zijn vaak grote, ingewikkelde moleculen, waarbij ook de ruimtelijke structuur (3D) van belang is voor de werking. Deze moleculen zijn moeilijk na te maken, omdat een kleine verandering in het productieproces kan leiden tot een verandering in de ruimtelijke structuur.

Voorbeelden van dergelijke stoffen zijn vaccins, insuline, bloedproducten, maar ook immunoglobulinen en monoklonale antilichamen zoals infliximab.

Al deze stoffen zijn heel gevoelig voor temperatuur- en pH-veranderingen en hebben een speciale behandeling nodig. Omdat het eiwitten zijn, kunnen deze stoffen niet oraal worden toegediend. In de maag worden ze afgebroken. Daarom worden ze via een infuus of een injectie toegediend.

Hulpstoffen

Samenvatting

Elk geneesmiddel dat je aan een patiënt aflevert, bestaat niet alleen uit de werkzame stof. Om een goede toedieningsvorm te kunnen maken worden hulpstoffen toegevoegd. Hulpstoffen zijn – zoals de naam al aangeeft – bedoeld om te helpen het geneesmiddel in een voor de patiënt acceptabele toedieningsvorm te bereiden. Afhankelijk van hun functie zijn verschillende categorieën hulpstoffen te onderscheiden. Voor vaste toedieningsvormen heb je vulstoffen nodig, voor vloeibare toedieningsvormen oplosmiddelen. Water is het meest gebruikte oplosmiddel en wordt in verschillende kwaliteiten toegepast. Een conserveermiddel wordt toegevoegd om een product langer houdbaar te maken. De basis van huidpreparaten zijn verschillende soorten vetten en oliën.

© Bohn Stafleu van Loghum is een imprint van Springer Media B.V., onderdeel van Springer Nature 2021
Y. M. Groot-Padberg, *Productzorg voor apothekersassistenten*, Basiswerk AG,
https://doi.org/10.1007/978-90-368-2614-3_7

Leerdoelen

Je kunt:

- verschillende hoofdgroepen van hulpstoffen benoemen;
- uitleggen waarom een toedieningsvorm een bepaalde hulpstof bevat;
- voorbeelden geven van hulpstoffen met hun functie.

7.1 Hulpstoffen voor tabletten en capsules

Van alleen werkzame stof kun je geen tablet maken. In de meeste gevallen is de hoeveelheid werkzame stof daar veel te klein voor. Denk maar aan een enalapriltablet van 10 mg. 10 mg is nog minder dan een mespuntje. Als je alleen daarvan een tablet zou maken, zou je die niet eens vast kunnen pakken. Daarom worden vulstoffen gebruikt. Veelgebruikte vulstoffen voor capsules en tabletten zijn microkristallijne cellulose en lactose. Ook voegt men aan poedermengsels voor tabletten een desintegratiemiddel (desintegrans) toe. Dit zorgt ervoor dat de tablet in de maag sneller uit elkaar valt. Voorbeelden van desintegratiemiddelen zijn croscarmellose natrium en zetmeel (amylum). Veel desintegrantia zijn ook bindmiddelen. Bindmiddelen worden toegevoegd om de poedermassa te binden. Voorbeelden van bindmiddelen zijn hydroxypropylmethylcellulose (HPMC) en zetmeel. Om een poedermengsel goed stromend te krijgen wordt een glijmiddel toegevoegd: colloïdaal siliciumdioxide of magnesiumstearaat. Een poedermengsel moet goed kunnen stromen voor een goede en gelijkmatige verwerking in een tabletteermachine of capsuleerapparaat.

7.2 Hulpstoffen voor vloeibare toedieningsvormen

7.2.1 Water

Water wordt in de apotheek voor verschillende doeleinden gebruikt: als grondstof voor de bereiding van steriele en niet-steriele geneesmiddelen en soms voor het naspoelen van glaswerk of verpakkingsmateriaal. In verreweg de meeste dranken is water het oplosmiddel. Water is er in verschillende kwaliteiten (zie ook ◻ tab. 7.1).

Aqua communis betekent letterlijk 'gewoon water'. Dit is water uit de kraan. In Nederland is het kraanwater van goede kwaliteit: je kunt het drinken zonder dat je er ziek van wordt. Wel is er een verschil in samenstelling door het land. Op sommige plaatsen bevat het water veel meer kalkzouten dan op andere plaatsen. Water met veel kalkzouten noemen we hard water. Kalkzouten horen tot de zogenoemde mineralen.

De aanduiding *aqua purificata* (gezuiverd water) staat voor water dat geen opgeloste mineralen bevat. Het wordt op verschillende manieren bereid (bijvoorbeeld door destillatie, demineralisatie, elektrodeïonisatie en tegenosmose; de laatste twee processen worden hier niet besproken).

In de *Europese Farmacopee* wordt in de monografie 'Aqua Purificata' nauwkeurig beschreven aan welke eisen voor aqua purificata moet worden voldaan.

Aqua destillata (gedestilleerd water) is vers gedestilleerd water; het bevat geen mineralen en geen micro-organismen.

Aqua demineralisata (gedemineraliseerd water) is water dat door een ionenwisselaar gezuiverd is en microbiologisch minder betrouwbaar is.

	mineralen	zware metalen	gassen	micro-organismen	organische bestanddelen[a]
Tabel 7.1 Bestanddelen en verontreinigingen die in watersoorten kunnen voorkomen					
aqua communis	+	+	+	+	+
aqua purificata gedemineraliseerd	–	+ (–)	+	++	+
aqua purificata gedestilleerd	–	–	+	+	+
aqua ad injectabilia	–	–	–	–	–

[a]Waaronder endotoxinen (pyrogenen).
+ en – duiden op de aan- en afwezigheid van de desbetreffende stoffen.

Aqua ad injectabilia (water voor injecties) wordt volgens de *Europese Farmacopee* bereid door destillatie van gewoon of gezuiverd water.

Water van goede microbiologische kwaliteit (met andere woorden: arm aan micro-organismen) is vaak vereist voor de bereiding van drankjes en crèmes. Er is verschil tussen de chemische kwaliteit van water en de microbiologische kwaliteit. De hierna genoemde soorten water zijn allemaal van goede microbiologische kwaliteit, maar chemisch gezien heel verschillend. Geen van de hierna genoemde soorten water is steriel! Over dat onderscheid gaat het hier. Met water van goede microbiologische kwaliteit wordt doorgaans bedoeld:

— goed doorstromend water;
— gezuiverd water dat voor gebruik is gekookt of gefiltreerd door een membraanfilter van 0,2 of 0,45 mm;
— vers gedestilleerd water.

In de praktijk gebruik je voor het aanmaken van een antibioticumdrankje water van goede microbiologische kwaliteit. Dat betekent in de meeste gevallen dat je de kraan even laat stromen voordat je de maatcilinder vult.

7.2.2 Oplosmiddelen

Het lukt niet altijd om water als oplosmiddel te gebruiken, omdat niet alle stoffen even goed oplossen in water. Als het voor de toedieningsvorm nodig is om de werkzame stof in opgeloste vorm te hebben kan een oplosmiddel gebruikt worden waar de stof beter in oplost.

Andere oplosmiddelen in farmaceutische producten:

— ethanol (alcohol);
— glycerol;
— propyleenglycol;

- polyethyleenglycol;
- solutio sorbitol (sorbitoloplossing);
- stropen;
- ether;
- olie;
- paraffine.

Soms worden ook mengsels van deze oplosmiddelen toegepast. Sommige oplosmiddelen zijn mengbaar met water. Dat heet hydrofiel (letterlijk: 'houdt van water'). Andere zijn mengbaar met vet/olie (lipofiel: 'houdt van vet'). In ◘ tab. 7.2 zie je of een oplosmiddel hydrofiel of lipofiel is en voor welke toedieningsvorm het geschikt is.

Alcohol wordt in de farmacie veel gebruikt als oplosmiddel. Het *FNA* en de *Nederlandse Farmacopee* kennen verschillende soorten alcohol.

Ethanol is absolute alcohol (bevat ten minste 99,5 % v/v C_2H_5OH). Met alcohol wordt bedoeld: ethanol-watermengsels met 96 % v/v (v/v betekent volumedelen per 100 volumedelen) C_2H_5OH, tenzij een ander percentage is aangegeven.

Gedenatureerde alcohol is alcohol die voor consumptie ongeschikt is gemaakt. Dit gebeurt door het toevoegen van bepaalde stoffen: de alcohol heet dan alcohol ketonatus. Door deze toevoeging kan de accijns (belasting) geheel of gedeeltelijk komen te vervallen. Hierdoor is deze alcohol veel goedkoper. Geketoneerde alcohol wordt in de apotheek meestal gebruikt voor de bereiding van dermatica. Het mag niet worden gebruikt voor de bereiding van preparaten voor oraal gebruik.

Spiritus methylatus (brandspiritus) is alleen bedoeld voor huishoudelijk gebruik. Het is een ethanol-watermengsel, waaraan onder andere methanol en een blauwe kleurstof zijn toegevoegd.

Soms worden dikvloeibare vloeistoffen zoals glycerol, propyleenglycol of polyethyleenglycol als constituens ('drager', oplosmiddel) gebruikt. Dit is bijvoorbeeld het geval bij oordruppels. Stoffen lossen vaak traag op in deze oplosmiddelen. Verwarmen kan soms helpen: nooit op de vlam, maar altijd in een waterbad. Dit in verband met het risico van aanbranden.

Stropen zijn viskeuze waterige oplossingen die veel suiker bevatten, meestal 63 % g/g, tenzij anders is voorgeschreven. Bij een lager suikergehalte treedt gemakkelijk schimmelvorming op. Omdat het suikergehalte na verloop van tijd kan dalen, worden de meeste stropen geconserveerd en wel met methylparahydroxybenzoaat. Het oplossen van sacharose in het stroopvocht gebeurt onder verwarmen. Door te verwarmen wordt ook gelijk de schimmelgroei tegengegaan. De relatieve dichtheid van stropen is ongeveer 1,3. Stropen worden gebruikt als smaakcorrigens of als geneesmiddel.

7.2.3 Conserveermiddelen

Conserveermiddelen zijn bedoeld om een product langer houdbaar te maken. Ze remmen de groei van micro-organismen zoals bacteriën en schimmels. Conserveermiddelen worden vooral in vloeibare toedieningsvormen toegepast. Meer over de houdbaarheid van producten kun je lezen in ▶ H. 13. Conserveermiddelen die gebruikt worden in farmaceutische producten zijn methylparahydroxybenzoaat (methylparabeen), sorbinezuur en benzalkoniumchloride. Deze laatste wordt veel gebruikt in oogpreparaten.

◼ **Tabel 7.2** Veelgebruikte hulpstoffen bij de bereiding

categorie	voorbeeld	voor niet-steriele (vloeibare) toedieningsvormen en/of dermaal	lipofiel of hydrofiel
vulstof	microkristallijne cellulose	niet-steriel	
	lactose		
	primojel capsulevul-mengsel	niet-steriel	
desintegrantia	croscarmellose natrium		
	zetmeel		
bindmiddel	hydroxypropylmethyl-cellulose		
	zetmeel		
glijmiddel	colloïdaal siliciumdi-oxide	niet-steriel/zetpillen	
oplosmiddelen	water	(niet-)steriel en/of dermaal	hydrofiel
	alcohol	(niet-)steriel en/of dermaal	hydrofiel
	polyethyleenglycol	(niet-)steriel	hydrofiel
	glycerol	(niet-)steriel	hydrofiel
	sorbitoloplossing	(niet-)steriel	hydrofiel
	propyleenglycol	(niet-)steriel en/of dermaal	hydrofiel
	suikerstroop	(niet-)steriel	hydrofiel
	ether, paraffine (vette) oliën	dermaal	lipofiel
O/W-emulgatoren (zie ► H. 12)	lanettewas SX	dermaal	
	lanettewas N	dermaal	
	cetomacrogolwas	dermaal	
	cetrimide	dermaal	
	natriumlaurylsulfaat	dermaal	
	triëthanolamineste-araat	dermaal	
	ammonium-, natrium- en kaliumzepen	dermaal	
	polysorbaat (Tween®)	niet-steriel/dermaal	

(vervolg)

□ Tabel 7.2   (vervolg)

categorie	voorbeeld	voor niet-steriele (vloeibare) toedieningsvormen en/of dermaal	lipofiel of hydrofiel
W/O-emulgatoren (zie ► H. 12)	sorbitanester (Span®)	niet-steriel/dermaal	
	wolvet (adeps lanae)	dermaal	
	eucerinum anhydri-cum	dermaal	
	cetylalcohol	dermaal	
	stearylacohol	dermaal	
	mono-oleïne glycerol	dermaal	
	monostearaat	dermaal	
viscositeitverhogende stoffen			
natuurlijke oor-sprong	amylum (zetmeel)	(niet-)steriel	
	gelatine	(niet-)steriel	
	bentoniet en colloïdaal aluminiummagnesi-umsilicaat (Veegum®)	(niet-)steriel	
	natriumalginaat	(niet-)steriel	
synthetisch	methylcellulose (MC)	(niet-)steriel en/of dermaal	
	carboxymethylcellu-lose (CMC)	(niet-)steriel en/of dermaal	
	hydroxypropylmet-hylcellulose (HPMC) hydroxyethylcellulose	(niet-)steriel	
	povidon carbomeer (Carbopol)	(niet-)steriel	
	microkristallijne cellu-lose (Avicel®)	(niet-)steriel	
conserveermiddelen	sorbinezuur (acidum sorbicum)	(niet-)steriel	
	methylparahydroxy-benzoaat = methylpa-rabeen	(niet-)steriel en/of dermaal	
	benzalkoniumchloride (ook in combinatie met natriumedetaat)	(niet-)steriel	
	fenylkwikboraat chloorbutanol	(niet-)steriel	

◼ **Tabel 7.2** (vervolg)

categorie	voorbeeld	voor niet-steriele (vloeibare) toedieningsvormen en/of dermaal	lipofiel of hydrofiel
smaakstoffen	suikers/stropen	(niet-)steriel	
	essences	(niet-)steriel en/of dermaal	
	vluchtige oliën	(niet-)steriel	
	kunstmatige zoetstoffen (sacharoïde-natrium, aspartaam, enz.)	(niet-)steriel	
reukstoffen	vluchtige oliën (lavendelolie, rozenolie, enz.)	(niet-)steriel en/of dermaal	
kleurstoffen	solutio rubra (rood)	(niet-)steriel	
	solutio fusca (bruin)	(niet-)steriel	
	solutio coerulea (blauw)	(niet-)steriel	
	solutio flava (geel)	(niet-)steriel	
antioxidantia	natriumpyrosulfiet	(niet-)steriel	
	ascorbinezuur	(niet-)steriel en/of dermaal	
	butylhydroxytolueen	dermaal	
	dl-tocoferol	dermaal	
complexvormers	natriumedetaat	(niet-)steriel	
vette basisstoffen			
vloeibaar, *natuurlijk*	oleum arachidis	dermaal	lipofiel
synthetisch	cetiol V	dermaal	lipofiel
	paraffinum liquidum	dermaal	lipofiel
halfvast, *natuurlijk*	adeps lanae	dermaal	
synthetisch	vaselinum album/flavum	dermaal	
vast, *natuurlijk*	cera alba/flava	dermaal	
synthetisch	paraffinum solidum	dermaal	
	adeps solidus	zetpillen	
emulgatoren	cera cetomacrogolis emulsificans	dermaal	
	alcohol cetylicus et stearylicus emulsificans B	dermaal	
	natriumlaurylsulfaat (SLS)	dermaal	

7.2.4 Antioxidantia

Ook antioxidantia zijn bedoeld om een product langer houdbaar te maken. Ze hebben geen invloed op micro-organismen, maar wel op zuurstof. Antioxidantia vertragen de ontleding (afbraak) door zuurstof. Voorbeelden zijn natriummetabisulfiet, ascorbinezuur (vitamine C), dl-tocoferol en butylhdroxytolueen (BHT).

7.2.5 Smaak-, kleur- en geurstoffen

Welke smaak-, kleur- en geurstoffen worden gekozen, hangt voor een deel met elkaar samen: zo worden kleurstoffen gebruikt om samen met smaak- en reukstoffen het geneesmiddel meer acceptabel te maken voor de patiënt. Hierbij moet je natuurlijk altijd 'logische' combinaties maken. Een rood drankje met een bananensmaak is minder acceptabel dan een rood drankje met een frambozensmaak. Niet alle kleurstoffen mogen worden verwerkt in geneesmiddelen; welke kleurstoffen wel en welke niet kunnen worden gebruikt, is wettelijk geregeld in het Besluit kleurstoffen farmaceutische producten.

7

7.2.6 Verdikkingsmiddelen

Verdikkingsmiddelen worden in verschillende toedieningsvormen gebruikt. In suspensies om de vaste stof minder snel te laten uitzakken, maar ook in dermatica om een gelstructuur te krijgen. Er zijn natuurlijke en synthetische verdikkingsmiddelen. Ze verhogen de viscositeit en worden daarom ook wel viscositeitverhogers genoemd. Voorbeelden zie je in ◘ tab. 7.2.

7.3 Hulpstoffen in dermatica

Veel dermatica bevatten een vorm van vet. Soms vloeibaar, soms (half)vast.

7.3.1 Vette basisstoffen

Vette basisstoffen zijn lipofiel. De vloeibare oliën worden ingedeeld in oliën van natuurlijke oorsprong en synthetische oliën. Voorbeeld van een natuurlijke olie is oleum arachidis, een voorbeeld van een synthetische olie is Cetiol V.

Minerale oliën zijn vetten die gemaakt zijn uit aardolieproducten. Het betreft vaseline (halfvast) en paraffine (zowel vloeibaar als vast).

Ook vaste vetten kunnen van natuurlijke oorsprong zijn, zoals bijenwas (cera alba (witte was) en cera flava (gele was)) of synthetisch: cera cetomacrogolis emulsificans. Deze stof heeft ook een emulgerende werking.

7.3.2 Emulgatoren

Emulgatoren zijn stoffen die zowel lipofiel als hydrofiel zijn. Ze zijn in staat water en vet te verbinden. Meer informatie hierover vind je in ▶ H. 11. Ook zeep is een emulgator.

Voor toediening gereedmaken

Samenvatting

Je hebt geleerd dat de meeste apotheken niet meer zelf bereiden uit grondstoffen. Toch worden er nog aanpassingen aan geneesmiddelen gedaan om het gebruik zo eenvoudig mogelijk te maken. Dit heet 'voor toediening gereedmaken' en 'het aanpassen van handelspreparaten'. Voor toediening gereedmaken is het gereedmaken van een geneesmiddel voor gebruik zodat de juiste dosis toegediend kan worden. Het aanmaken van een antibioticumdrank is een voorbeeld van voor toediening gereedmaken (VTGM). VTGM kan zowel voor niet-steriele als voor steriele geneesmiddelen. In het laatste geval worden hoge eisen gesteld aan de ruimte en het personeel. Je moet ervoor zorgen dat je zo steriel mogelijk (aseptisch) werkt. Bij het aanpassen van handelspreparaten worden wijzigingen aan een product gedaan om het makkelijker toe te kunnen dienen aan een patiënt, bijvoorbeeld door het laten oplossen van een tablet. Dit heet van vast naar vloeibaar.

© Bohn Stafleu van Loghum is een imprint van Springer Media B.V., onderdeel van Springer Nature 2021
Y. M. Groot-Padberg, *Productzorg voor apothekersassistenten*, Basiswerk AG,
https://doi.org/10.1007/978-90-368-2614-3_8

Leerdoelen

Je kunt:

- uitleggen welke handelingen horen bij VTGM;
- stap voor stap beschrijven hoe je een antibioticumdrankje klaarmaakt;
- uitleggen wat het verschil is tussen VTGM en het aanpassen van handelspreparaten;
- van diverse geneesmiddelen opzoeken hoe je deze in vloeibare vorm kunt toedienen.

8.1 Voor toediening gereedmaken

Voor toediening gereedmaken (VTGM) is het geneesmiddel gereedmaken voor gebruik, zodanig dat de patiënt de berekende dosis zonder verdere bewerking kan innemen, zichzelf kan toedienen of toegediend kan krijgen.

VTGM wordt onderscheiden in handelingen aan niet-steriele geneesmiddelen (niet-aseptisch) en handelingen aan steriele geneesmiddelen (aseptisch). De randvoorwaarden voor deze twee categorieën verschillen sterk.

De randvoorwaarden voor VTGM en het aanpassen van handelspreparaten staan op de Kennisbank van de KNMP beschreven in verschillende LNA-procedures:

- Uitvullen en ompakken.
- Voor toediening gereedmaken (niet-aseptisch).
- Voor toediening gereedmaken (aseptisch).
- Aanpassing vaste orale vorm naar vloeibaar.

8.1.1 VTGM niet-aseptisch

Het aanmaken van een antibioticumdrank en het uittellen van tabletten zijn voorbeelden van niet-steriele preparaten die voor toediening gereedgemaakt worden. Andere voorbeelden zijn het breken van tabletten of het vullen van tubes crème uit een voorraadpot.

Ten opzichte van het bereiden uit grondstoffen kan wel gezegd worden dat in het algemeen de handelingen in geval van VTGM en het aanpassen van handelspreparaten eenvoudiger zijn en er ook minder eisen worden gesteld aan protocollering, materiële voorzieningen en farmaceutisch-technische kennis.

Toch moet je ook bij VTGM je bewust zijn van eventuele risico's, bijvoorbeeld de blootstelling aan de werkzame stof bij het breken van tabletten. Ook is kennis nodig van arbo-aspecten om eventueel beschermende maatregelen te kunnen inschatten.

Een voorraadverpakking in één keer uitvullen heeft de voorkeur. Hierdoor wordt het risico op verwisseling kleiner, het uitvullen kan hygiënischer plaatsvinden en de uitgevulde preparaten zijn beter traceerbaar.

Het uitvullen van voorraadverpakkingen van bijvoorbeeld crèmes wordt door veel apothekers gezien als een eenvoudige handeling die geen kennis van de bereiding vereist. Het LNA meent echter dat het uitvullen hiermee onderschat wordt. Kennis van farmaceutisch-chemische en microbiologische aspecten is wel degelijk nodig voor het inschatten van de stabiliteit van het uit te vullen preparaat. Als bereiding op voorraad en uitvullen helemaal gescheiden zijn, moet het uitvullen gebeuren aan de hand van een uitvulprotocol.

Wanneer een voorraadverpakking van een crème of zalf in een voorraadpot in één keer wordt uitgevuld, is de houdbaarheid van de uitgevulde preparaten gelijk aan de houdbaarheid van het preparaat in de pot.

Het kan voorkomen dat een crème van een tube in een pot wordt omgepakt. Bijvoorbeeld om het gebruik voor een reumapatiënt gemakkelijker te maken. Hierbij wordt eenzelfde soort handeling uitgevoerd als bij het uitvullen van voorraadverpakkingen. Na het ompakken van het preparaat uit een tube naar een pot is de houdbaarheid van het preparaat beperkt tot maximaal drie maanden.

8.1.2 VTGM aseptisch

Een voorbeeld van VTGM van steriele geneesmiddelen is het vullen van een cassette met een oplossing uit bijvoorbeeld morfineampullen. Het VTGM (aseptisch) vraagt om specifieke ruimtes en materiaal. Deze staan beschreven in de LNA-procedure 'aseptische handelingen, basishandelingen'. De apotheker moet beoordelen of de handelingen bij VTGM aseptisch in de apotheek kunnen plaatsvinden of eventueel bij de patiënt thuis. In beide gevallen moet degene die de handelingen uitvoert, geïnstrueerd worden. Aseptische handelingen in de apotheek vinden plaats in een zogenoemde LAF-kast. Het principe van deze LAF-kast berust op het aanzuigen van gewone lucht. Deze lucht passeert eerst een voorfilter dat de lucht vrijmaakt van deeltjes. Vervolgens gaat de lucht via een zogeheten HEPA-filter dat de allerkleinste deeltjes en micro-organismen verwijdert. Het HEPA-filter is geplooid. Daardoor stroomt de lucht als het ware in horizontale laagjes de kast binnen; we spreken daarom van een laminaire airflowkast (LAF). Bij het werken in een LAF-kast is de kans op besmetting van het product met micro-organismen klein.

8.2 Van vast naar vloeibaar

Naast het VTGM bestaat de term: aanpassen van handelspreparaten. Hiervan is bijvoorbeeld sprake als je van een capsule een vloeibare vorm maakt door de capsule in een spuit met water uiteen te laten vallen en dit vervolgens aan de patiënt of de mantelzorger leert (een mantelzorger is bijvoorbeeld de partner of een buurvrouw). Dit kan nodig zijn als patiënten slecht kunnen slikken of als zij een sonde hebben.

Het grote verschil tussen VTGM en het aanpassen van handelspreparaten is dat bij VTGM handelingen worden uitgevoerd waarvoor het preparaat is ontworpen, bijvoorbeeld oplossen en verdunnen. Bij aanpassen van handelspreparaten worden farmaceutisch-technische wijzigingen doorgevoerd aan het preparaat en moet ingeschat worden of dat farmaceutisch mogelijk is. Je moet bijvoorbeeld weten of de tablet fijngemaakt mag worden zonder dat het de werking beïnvloedt. Maagsapresistente tabletten kunnen hun werkzaamheid verliezen of juist meer bijwerkingen geven als ze fijngemaakt worden. Sommige geneesmiddelen mag je niet bewerken omdat de gezondheidsrisico's voor jezelf dan te groot zijn. CMR-stoffen (carcinogeen, mutageen, reprotoxisch) en zeer sterk werkzame geneesmiddelen mogen nooit bewerkt worden.

Op de Kennisbank van de KNMP is in het deel 'productzorg' onder Oralia VTGM een overzicht te vinden van de aanpassingen die je kunt doen bij slikproblemen of bij patiënten met een sonde. Per product staat welke methode je het beste kunt gebruiken.

De verschillende methoden:
- capsule openmaken;
- fijnmaken in een mortier;
- fijnmaken met een tablettenvermaler;
- tablet uiteen laten vallen in water;
- uiteen laten vallen in een spuit.

In het algemeen is het zo dat het uiteen laten vallen in een spuit minder gezondheidsrisico's geeft dan het fijnmaken van een tablet in een mortier. In dit laatste geval heb je als bereider meer kans op blootstelling aan het geneesmiddel.

8.3 Bereidingsaspecten van VTGM

Soms moeten geneesmiddelen worden bereid die direct vóór toediening bij de patiënt thuis in vloeibare vorm worden gebracht. Deze middelen worden dan afgeleverd met de benodigde hulpmiddelen en een gebruiksinstructie. Dit speelt vooral bij patiënten die een sonde hebben. Voor het gereedmaken van toedieningen met vloeibare geneesmiddelen bestaan de volgende mogelijkheden:
- Verdun dikvloeibare geneesmiddelen indien mogelijk.
- Maak gebruik van injectievloeistoffen. Voorafgaand aan de aflevering moet de injectievloeistof in een fles worden overgebracht, voorzien van een doseerdop en -spuit met luer-aansluiting.
- Maak gebruik van injectieflacons met poeder voor injectie. Maak een oplossing van het poeder uit de injectieflacons en breng dit over in een fles, voorzien van een doseerdop met luer-aansluiting.

Vanwege de beperkte stabiliteit moeten bijvoorbeeld antibioticadrankjes vlak voor aflevering worden aangemaakt uit een poeder voor suspensie. In veel gevallen kan de patiënt of mantelzorger de vereiste handelingen zelf uitvoeren, al dan niet na instructie in de apotheek en aan de hand van de bijsluiter. Antibioticasuspensies en sommige oordruppels worden als regel in de apotheek klaargemaakt voor de patiënt. De patiënt beschikt immers meestal niet over het juiste hulpmiddel om de hoeveelheid water af te meten. Als de patiënt het toch zelf wil of moet doen (bijvoorbeeld vanwege vakantie), dan kan een keukenweegschaal in geval van water uitkomst bieden: 1 ml water weegt 1 gram. Bij oplosmiddelen met een soortelijk gewicht dat afwijkt van 1 moet je gaan rekenen en is het voor de patiënt ingewikkelder (met meer kans op fouten). Bovendien geeft VTGM in de apotheek de mogelijkheid te controleren of de suspensie homogeen en opschudbaar is.

8.3.1 Bereiding antibioticadranken

Voor de bereidingswijze van antibioticadranken is het belangrijk dat stapsgewijs wordt gewerkt. Bereiden gebeurt in de afzuigkast om te voorkomen dat de assistente zelf in aanraking komt met het poeder. Schrijf het recept aan in de computer en noteer op het recept de hoeveelheid water die toegevoegd moet worden.
- Zet de afzuigkast aan en zet de waterkraan open.
- Verwijder armbanden, horloges en ringen.

- Was je handen zorgvuldig (gedurende 20 seconden) en droog ze af met een papieren handdoek.
- Kies een passende maatcilinder en spoel deze driemaal om met water.
- Vul de maatcilinder met de benodigde hoeveelheid water en droog de buitenzijde van de maatcilinder af met een papieren handdoek. Gebruik die handdoek ook bij het dichtdraaien van de kraan.
- Laat de hoeveelheid water controleren en paraferen.
- Schud de flacon tot alle poeder los is en open de flacon.
- Voeg in de afzuigkast het water bij de flacon en doe de dop op de flacon.
- Schud de flacon totdat het een homogene suspensie is.
- Zet de afzuigkast uit.
- Etiketteer de flacon en voeg het juiste hulpmiddel bij om te doseren (let op: dat is niet altijd de maatlepel of het pipetje dat al in de verpakking zit).
- Lever de drank af en instrueer de patiënt of verzorger over het juist doseren van de drank door dat te laten zien.
- Informeer de patiënt over het gebruik en de bewaar- en gebruikstermijn.

Poedermengsels, capsules en tabletten

Samenvatting

De meeste geneesmiddelen zijn vaste toedieningsvormen, namelijk tabletten of capsules. Vaste toedieningsvormen kennen namelijk verschillende voordelen. Zo zijn ze nauwkeurig te doseren, vaak lang houdbaar, gemakkelijk te distribueren en op te slaan en ook voor de patiënt gemakkelijk mee en in te nemen. Tabletten en capsules worden gemaakt uit een poedermengsel. Dit poedermengsel moet bepaalde eigenschappen hebben om goed verwerkt te kunnen worden. Belangrijke poedereigenschappen zijn onder andere de grootte van de deeltjes, de fijnheidsgraad, of het geneesmiddel goed gemengd is, de homogeniteit, of het poeder goed uitgevuld kan worden en de stromingseigenschappen. Tabletten worden gemaakt door het mengsel in vormen te persen. Capsules, gemaakt van gelatine, worden geopend, gevuld en weer gesloten.

© Bohn Stafleu van Loghum is een imprint van Springer Media B.V., onderdeel van Springer Nature 2021
Y. M. Groot-Padberg, *Productzorg voor apothekersassistenten*, Basiswerk AG,
https://doi.org/10.1007/978-90-368-2614-3_9

Leerdoelen

Je kunt:

— uitleggen welke stofeigenschappen van belang zijn voor een goed poedermengsel;

— beschrijven hoe je poedervormige stoffen met elkaar mengt tot een goed en homogeen poedermengsel;

— benoemen welke hulpstoffen nodig zijn om een goede capsule te maken;

— uitleggen hoe een capsule gemaakt wordt;

— uitleggen hoe een tablet gemaakt wordt.

9.1 Poedereigenschappen

9.1.1 Fijnheidsgraad

Poeders bestaan uit kleine deeltjes vaste stoffen. De grootte (afmeting) van deze deeltjes noemen we de fijnheidsgraad van het poeder. Meestal probeert men een zo klein mogelijke deeltjesgrootte te verkrijgen. Het grote voordeel van kleine deeltjes is dat ze een groter contactoppervlak hebben en dus sneller oplossen, want het oplosmiddel kan op een grotere oppervlakte in aanraking komen met het poeder. Een opgeloste stof wordt sneller in het lichaam opgenomen en kan daardoor ook sneller werkzaam zijn.

De deeltjesgrootte is niet alleen van belang voor de werking van het poeder, maar ook voor de bereiding. Alleen vaste stoffen met nagenoeg gelijke deeltjesgrootte kunnen goed met elkaar vermengd worden tot een gelijkmatig (homogeen) mengsel. Neem maar eens knikkers en zandkorrels in gedachten. Deze twee zul je nooit goed kunnen mengen. Het zand valt tussen de knikkers door en de knikkers komen bovenop het zand te liggen.

De fijnheidsgraad van deeltjes wordt meestal aangegeven in micrometers. De fijnheidsgraad geeft de maximale doorsnede van de deeltjes aan. De meeste in de apotheek gebruikte poeders bevatten deeltjes die ongeveer 180 micrometer groot zijn. Poeders met deeltjes van ongeveer 90 micrometer komen echter ook voor. Als de deeltjesgrootte van een stof van belang is, wordt deze in het bereidingsvoorschrift in micrometers achter de stofnaam cursief tussen haakjes weergegeven. Bijvoorbeeld lactose (*90*) of paracetamol (*45*). In sommige gevallen kunnen de deeltjes nóg verder verkleind zijn. Bijvoorbeeld bij een gemicroniseerde stof: hierbij is de deeltjesgrootte kleiner dan 10 micrometer. Een voorbeeld hiervan is gemicroniseerde triamcinolonacetonide.

Van de meeste stoffen die nodig zijn voor de bereiding van geneesmiddelen is de gewenste deeltjesgrootte via de groothandel verkrijgbaar, bijvoorbeeld salicylzuur (*90*). Veel grondstoffen zijn van nature fijn genoeg, zoals talk en zetmeel. Soms moet je in de apotheek de deeltjes zelf verder verkleinen (fijnmaken/malen). Dit fijnmaken of verkleinen van deeltjes kan op verschillende manieren gebeuren, onder andere door het poeder in de mortier verder fijn te wrijven. Om te controleren of de deeltjes van gelijke grootte zijn, gaan ze na het fijnwrijven door een zeef.

9.1.2 Fijnwrijven

Bij het fijnwrijven wordt het poeder in een ruwstenen mortier gedaan en daarin met behulp van een stamper tegen de ruwe wand fijngedrukt. Hierdoor worden de deeltjes verkleind. Er wordt een ruwstenen mortier en stenen stamper gebruikt, omdat je dan bij het malen meer kracht kunt zetten. Het fijngeplette poeder wordt vervolgens met een kaartje van de wand van de mortier losgemaakt. Na het fijnwrijven zal een klein gedeelte van de stof in de mortier achterblijven (bijv. door plakken aan de wand of door elektrostatische oplading). Hierdoor gaat dus iets van het poeder verloren.

9.1.3 Zeven

Door te zeven wordt nagegaan of deeltjes een opening van een bepaalde afmeting kunnen passeren (zie ◘ fig. 9.1). Bij het zeven kunnen verschillende zeefmaten worden gebruikt (zie ◘ fig. 9.2). Wanneer bijvoorbeeld een zeefbodem met maat 90 micrometer

HET ZEEFAPPARAAT

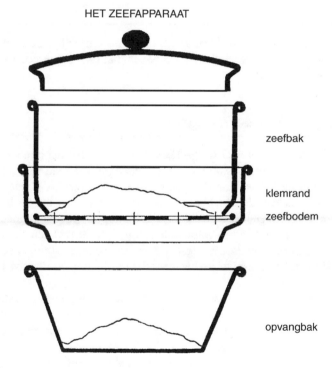

◘ **Figuur 9.1**   Zeefapparaat

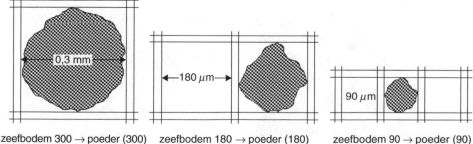

zeefbodem 300 → poeder (300)   zeefbodem 180 → poeder (180)   zeefbodem 90 → poeder (90)

◘ **Figuur 9.2**   Mazen van een zeefbodem

gebruikt wordt, zal het poeder dat door de zeef heen gaat een fijnheidsgraad van 90 micrometer hebben. Het poeder dat in de zeef achterblijft, bevat deeltjes die groter zijn dan 90 micrometer. Deze mogen niet met kracht door de zeef gedrukt worden, maar moeten opnieuw fijngemalen worden. Bij het zeven worden de deeltjes dus niet fijngemalen. Zeven is een methode om kleinere deeltjes van de grotere te scheiden en is dus eigenlijk een controlemiddel. Vaste stof die de zeefbodem wel passeert, voldoet aan de gestelde fijnheidsgraad. Het zal duidelijk zijn dat zowel bij het fijnwrijven in de ruwstenen mortier als bij het zeven de gebruikte materialen droog moeten zijn.

De meeste geneesmiddelen worden in een fijne gezeefde kwaliteit aan de apotheek geleverd. Het zeven van stoffen komt daarom eigenlijk niet meer voor in de apotheek.

9.2 Mengen

De meeste poeders waarmee je in de apotheek te maken krijgt, bestaan niet uit één enkelvoudige stof, maar uit verschillende soorten stoffen (een mengsel). Met deze mengsels worden capsules gevuld.

9.2.1 Homogeen poedermengsel

Voor de bereiding van een poedermengsel is het belangrijk dat het poeder homogeen is; dat wil zeggen dat alle stoffen gelijkmatig in het mengsel verdeeld zijn. Alleen dan kan namelijk worden gegarandeerd dat elke (even grote) schep van het poeder evenveel van alle stoffen – dus ook van de geneeskrachtige stof – bevat. Het begrip homogene verdeling wordt in ◩ fig. 9.3 geïllustreerd. Voor een homogeen poeder is goed mengen erg belangrijk. Dit gaat het best in een voldoende ruime mortier met een gladde wand. Een te grote mortier geeft meer verlies. Mengen gebeurt door met de stamper de massa om te roeren. Daarbij moet het materiaal met een kaartje regelmatig worden losgehaald van de wand.

Het goed mengen van vaste stoffen gebeurt steeds stapsgewijs. Meng stoffen van dezelfde fijnheidsgraad en gelijke volumes steeds zorgvuldig met elkaar. Dat betekent dat eerst de stof die in de kleinste hoeveelheid beschikbaar is in de mortier wordt gemengd met een even grote hoeveelheid van – als regel – de stof die in de op een na kleinste hoeveelheid beschikbaar is. Vervolgens wordt evenveel stof toegevoegd als al in de mortier

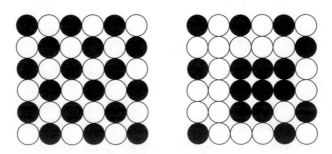

◩ **Figuur 9.3**   Homogeen mengsel en niet-homogeen mengsel

zit enzovoort; totdat alle bestanddelen gemengd zijn. Dit noem je 'mengen met gelijke delen'. Het blijkt dat hierdoor de benodigde mengtijd om een goed mengsel te krijgen minimaal is.

Wanneer gekleurde stoffen in een poedermengsel worden verwerkt, kun je goed zien of het mengsel homogeen is: het mengsel heeft dan een gelijkmatige (egale) kleur. Wanneer alleen vaste witte stoffen worden gemengd, is deze controle natuurlijk niet mogelijk.

Het mengen van twee vaste stoffen met een groot verschil in deeltjesgrootte is erg moeilijk en zelfs bijna onmogelijk. Als het al zou lukken om het mengsel homogeen te mengen, dan zal het snel weer ontmengen. De grote deeltjes hebben namelijk de neiging naar boven te gaan en de kleine deeltjes zullen naar beneden zakken. Dit is eenvoudig voor te stellen door te proberen zand en knikkers goed te mengen.

9.2.2 Poedermengregels

Om goed homogeen te kunnen mengen, is een aantal regels opgesteld. Dit zijn de poedermengregels:

1. Ga steeds uit van een grondstof met de juiste fijnheidsgraad. Wanneer een stof niet de juiste fijnheidsgraad heeft, moet je de stof vooraf fijnwrijven. Bij hoeveelheden van minder dan 1 g is het noodzakelijk eerst een overmaat stof fijn te wrijven en dan de juiste hoeveelheid af te wegen. Het verlies is anders relatief te groot.
2. Voordat de werkzame stof wordt toegevoegd aan de mortier is het verstandig eerst een beetje hulpstof in de mortier te wrijven: op deze wijze beperk je de directe adsorptie (het plakken) van de sterk werkzame stof – en dus verlies hiervan.
3. Meng steeds in de ideale mengverhouding tot homogeen, dat wil zeggen: stapsgewijs en steeds in gelijke volumedelen tot een gelijkmatige verdeling is verkregen. Begin steeds met de kleinste hoeveelheid die is voorgeschreven, behalve bij sterk gekleurde stoffen en smaak- en geurcorrigentia (zie onder punt 4 en 5). Meng dit met een gelijke hoeveelheid van de op één na kleinste hoeveelheid tot homogeen. Voeg vervolgens op het oog evenveel stof toe als er in je mortier zit en meng tot homogeen, enzovoort.
4. Als je sterk gekleurde stoffen moet verwerken, kun je deze het best tussen twee laagjes hulpstof mengen. Dit 'inpakken' voorkomt dat de mortierwand kleurt. Als gekleurde grondstoffen verwerkt worden, kan de homogeniteit aan de hand van de egaliteit van de kleur van het mengsel visueel gecontroleerd worden.
5. Smaak- en geurcorrigentia moeten als laatste toegevoegd worden, omdat deze vluchtig zijn.

9.2.3 Stromingseigenschappen

Poedermengsels worden onder andere gebruikt om tabletten te maken of capsules te vullen. Hiervoor is het belangrijk dat het poedermengsel goed stroomt. Goed stromen van een poedermengsel betekent dat het poeder gelijkmatig en vlot uitgevuld kan worden. Vergelijk het maar met zand. Droog zand glijdt of stroomt gemakkelijk door de vingers, nat zand of kleiachtig zand is veel korreliger en stroomt daardoor niet, maar valt als klonten uit je hand.

Een eerste indruk van de stromingseigenschappen krijg je door het poedermengsel in de mortier goed te bekijken. Wanneer het mengsel stuift of plakt aan de stamper of mortier, is het niet goed. Als de stromingseigenschappen onvoldoende zijn, moet een glijmiddel als colloïdaal siliciumoxide worden toegevoegd.

9.3 Capsules

De capsule is een toedieningsvorm waarin geneesmiddelen worden verpakt.

Het voordeel van een capsule is dat de eventueel nare smaak of geur van het geneesmiddel gemaskeerd wordt. Een ander voordeel is dat capsules in verschillende kleuren en maten verkrijgbaar zijn, wat de herkenbaarheid van het geneesmiddel bevordert. Oraal (=via de mond) ingenomen zwelt de capsulewand en breekt open in het maag-darmkanaal. Het geneesmiddel komt vrij, lost op en kan worden opgenomen. Capsules moeten in principe heel worden doorgeslikt met water. Er bestaan ook capsules met een speciale coating waardoor de capsule ongeschonden de zure maag kan passeren en pas in de darmen opengaat. De meeste capsules worden gemaakt van gelatine. Gelatine wordt gemaakt van huiden en/of botten, bijvoorbeeld van runderen of van varkens. Capsules voor farmaceutisch gebruik worden gemaakt van rundergelatine dat vrij van BSE (gekkekoeienziekte) is.

In bereidende apotheken worden alleen harde gelatinecapsules gebruikt. Deze capsules gaan direct in de maag open. Poedermengsels worden tegenwoordig alleen nog maar in capsulevorm aan de patiënt aangeboden. Een poedermengsel kun je ook in een grote bus, pot of koker meegeven. Maar dan is nauwkeurig doseren niet mogelijk. En verder is het poeder vatbaar voor verontreinigingen of vocht. Het bereiden van verdeelde en onverdeelde poeders komt daarom niet veel meer voor. In het FNA zijn dan ook uitsluitend voorschriften voor capsules opgenomen. Een harde gelatinecapsule bestaat uit twee delen: de 'body' van de capsule (onderkant) en de 'cap' van de capsule (bovenkant). In de meeste gevallen zit er een 'ribbeltje' in de body en de cap die samen zorgen dat de capsule niet makkelijke opengemaakt kan worden. De capsulewand laat waterdamp door. Dat betekent dat de capsules op een relatief droge plaats moeten worden bewaard: bij voorkeur bij een relatieve luchtvochtigheidsgraad van 35–60 % en op kamertemperatuur. Bij een lagere relatieve vochtigheid worden de capsules bros en breken ze snel. Bij een hogere relatieve vochtigheid worden ze kleverig en plakken ze aan elkaar.

- Soft gelatin capsules

Bij verpakte geneesmiddelen zie je ook zachte gelatinecapsules. Deze capsules bevatten geen poeder, maar in veel gevallen een olieachtige vloeistof waarin de werkzame stof is opgelost. De wand is gemaakt van gelatine met toevoegingen om deze soepel te houden.

9.3.1 Bereiden van capsules

Capsules bevatten een mengsel van één of meer werkzame stoffen met een vulstof en soms een glijmiddel. Als vulstof wordt meestal microkristallijne cellulose (Avicel® PH 102) gebruikt. Deze stof heeft een deeltjesgrootte van ongeveer 100 micrometer en dat

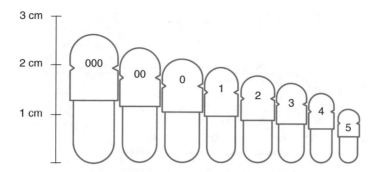

◘ Figuur 9.4 Capsules in verschillende maten

◘ Tabel 9.1	Inhoud van capsules (in ml)				
aantal	00	0	1	2	3
20	18	12		x	x
30	28	19	14	11	–
50	46	31	23	18	13
60	55	38	28	22	16
90	83	56	42	33	24
100	92	63	47	37	27

komt overeen met de meeste gebruikte werkzame stoffen in capsules. Bovendien stroomt deze stof goed, waardoor het poedermengsel gemakkelijk te verwerken is. Lactose, een ander veelgebruikt vulmiddel, heeft veel slechtere stromingseigenschappen en is daarmee minder geschikt als vulstof voor capsules. Capsules worden op volume gevuld. De hoeveelheid vulstof waarmee aangevuld moet worden, is afhankelijk van de aard en hoeveelheid stof, chargegrootte en de maat van de gebruikte capsules (◘ fig. 9.4). De maat van een capsule wordt aangeduid met een nummer. Hoe hoger het getal, hoe kleiner de capsule.

In ◘ tab. 9.1 staat een overzicht van de capsulenummers (maat) en het volume.

Als je bijvoorbeeld 30 capsules moet maken met capsulemaat 0, dan heb je in totaal 19 ml poedermengsel nodig.

De poedervormige bestanddelen worden volgens de poedermengregels tot homogeen gemengd in een morticr. Vervolgens wordt gemeten hoeveel volume het poedermengsel heeft.

Aan de hand van ◘ tab. 9.1 wordt gekeken welke capsulemaat gebruikt kan worden en wordt het poedermengsel aangevuld tot de hoeveelheid die nodig is.

Daarna wordt het poedermengsel uit de maatcilinder opnieuw gemengd tot homogeen.

Vervolgens wordt het mengsel met behulp van een capsulevulapparaat (◘ fig. 9.5) uitgevuld in de capsules. Om een goede, gelijkmatige verdeling te krijgen, is het van groot belang dat de stromingseigenschappen van het uit te vullen mengsel voldoende zijn.

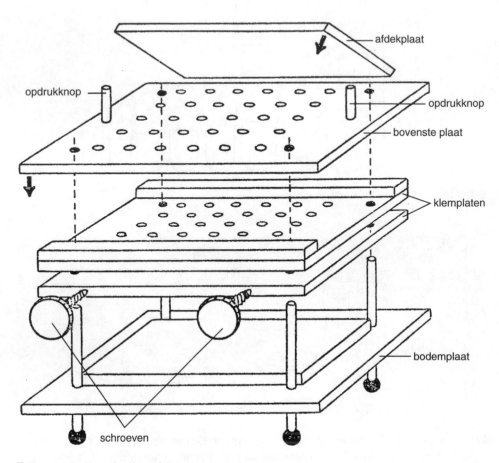

Figuur 9.5   Capsulevul- en sluitapparaat

Na afloop van de bereiding wordt gecontroleerd of alle capsules even goed gevuld zijn. Dat gebeurt door de bepaling van het gewicht van een aantal capsules.

Voordat je capsules gaat bereiden, moet je de onderdelen en functies van het capsulevulapparaat en de werkwijze grondig hebben bestudeerd. Voor meer informatie verwijzen we naar de Procedures capsules van het LNA op de KNMP Kennisbank.

9.3.2 Kwaliteitseisen capsules

Voor, tijdens en na de bereiding vindt een aantal kwaliteitscontroles plaats:
1. Uiterlijk. Zien de capsules er goed uit? Er mogen geen deuken in zitten of poeder aan de buitenkant.
2. Afwijking van het gewicht van de inhoud van de capsule. Dit wordt uitgedrukt in procent ten opzichte van het theoretische gewicht. Dit percentage geeft in principe het verlies weer als gevolg van handelingen tijdens de bereiding van het poedermengsel, zoals restanten in de mortier en knoeien. Normaal gesproken is dit verlies kleiner dan 3 %. NB. Als de afwijking veel groter is dan 3 % kan dit wijzen op een fout tijdens de bereiding, zoals een verkeerde afweging of een rekenfout.

3. Spreiding. De spreiding geeft een indruk van de verdeling van de capsules. Met andere woorden: de gelijkmatigheid van het gewicht van de capsules. In theorie zouden de capsules allemaal evenveel moeten wegen. In de praktijk ontstaan er als gevolg van het verdelen geringe gewichtsverschillen. Aan deze gewichtsspreiding tussen de capsules worden eisen gesteld. De spreiding wordt in een getal uitgedrukt: de relatieve standaarddeviatie (rsd). Dit getal moet kleiner zijn dan 3 % bij capsules vanaf 300 mg en kleiner dan 4 % bij capsules tot 300 mg. De relatieve standaarddeviatie wordt via een programma, gekoppeld aan de balans (in de printer ingesteld), uitgerekend. Je kunt ook een geschikte rekenmachine gebruiken.

Je kunt het gewicht en de spreiding daarvan bij capsules ook handmatig controleren.

9.4 Tabletten

De meest voorkomende toedieningsvorm in de apotheek is de tablet. Tabletten zijn er in verschillende soorten, zoals gecoate tabletten, tabletten met gereguleerde afgifte of bruistabletten.

Voor de productie van tabletten moet eerst een goed stromend poedermengsel gemaakt worden. Naast de werkzame stof worden hulpstoffen toegevoegd die er bijvoorbeeld voor zorgen dat het mengsel goed stroomt en dat de tablet goed uit elkaar kan vallen (desintegreren).

Het poedermengsel wordt met een tabletteermachine in vormpjes geperst. Dit heet het slaan van tabletten. Vaak wordt er direct een code ingeslagen, zoals een getal voor de sterkte. Tabletten bestaan in allerlei vormen en maten. Met behulp van een coating kan een tablet een kleur krijgen. Dit verhoogt de herkenbaarheid van de tablet. Ook kan met een speciale coating het vrijkomen van de werkzame stof vertraagd worden.

Rectale toedieningsvormen

Samenvatting

Sommige geneesmiddelen worden rectaal (via de anus) toegediend. Dit hoofdstuk gaat over vaste toedieningsvormen zoals zetpillen en oplossingen of vloeistoffen voor rectaal gebruik zoals klysma's. Zetpillen bestaan voor het grootste gedeelte uit vast vet, adeps solidus. Het geneesmiddel wordt gemengd met deze basis. In het lichaam smelt het vet en komt het geneesmiddel vrij. Zetpillen worden afgeleverd in kunststof zetpilstrips. Klysma's worden verpakt in klysmaflacons met een spuit. Deze spuit wordt een canule genoemd. Een canule vergemakkelijkt het toedienen.

© Bohn Stafleu van Loghum is een imprint van Springer Media B.V., onderdeel van Springer Nature 2021
Y. M. Groot-Padberg, *Productzorg voor apothekersassistenten*, Basiswerk AG,
https://doi.org/10.1007/978-90-368-2614-3_10

Leerdoelen
Je kunt:
- uitleggen hoe klysma's en zetpillen gemaakt worden;
- beschrijven welke hulpstoffen toegevoegd moeten worden voor een goed product;
- uitleggen hoe rectale toedieningsvormen verpakt en geëtiketteerd moeten worden.

10.1 Zetpillen

Een zetpil is een torpedovormige of kegelvormige toedieningsvorm met een gewicht van 1 tot 3 gram die rectaal (via de anus) wordt ingebracht. Meestal gebruikt men voor volwassenen zetpillen van 2 tot 3 gram en voor kleine kinderen een vorm van 1 gram. De Latijnse naam voor zetpil is suppositorium, het meervoud (zetpillen) is suppositoria.

Voor een zetpil worden de werkzame bestanddelen gemengd met een lipofiele (met vet mengbare of erin oplosbare) basis, die smelt bij een lichaamstemperatuur van 37 °C in het rectum (endeldarm). Is de basis eenmaal gesmolten, dan komt het geneesmiddel vrij.

De geneesmiddelen kunnen ook gemengd worden met een hydrofiele (met water mengbare of erin oplosbare) basis. Deze basis lost op in het vocht dat het rectum afscheidt en op die manier komen de werkzame bestanddelen vrij.

De farmacotherapeutisch werkzame stoffen kunnen op drie manieren in de zetpilbasis verdeeld zijn:
1. In fijne deeltjes: Als het geneesmiddel niet-oplosbaar is in de zetpilbasis, moet het eerst de juiste fijnheidsgraad krijgen (zie ▶ par. 9.2) en dan in de gesmolten hulpstof worden verdeeld. De viscositeit (mate van vloeibaarheid) moet dusdanig zijn dat de daarin verdeelde stoffen niet uitzakken. Dit heet een suspensiezetpil.
2. Opgelost: Het geneesmiddel is oplosbaar in de zetpilbasis; hierdoor is het geneesmiddel moleculair verdeeld in de basis. Het is een oplossing geworden.
3. Gedeeltelijk opgelost: Soms lossen niet alle toegevoegde stoffen in de zetpilbasis op, maar is één deel zeer fijn verdeeld in de basis en een ander deel erin opgelost. Ook kan een vloeibaar werkzaam bestanddeel vermengd worden met de zetpilbasis tot een emulsie. Een emulsie is een fijne verdeling van vloeistof in een andere vloeistof of vaste stof.

De zetpilbases (bases is meervoud van basis) zijn te verdelen in twee hoofdgroepen:
1. lipofiele basis;
2. hydrofiele basis.

- **Lipofiele basis**

Tot de lipofiele basis behoren vetten of vetachtige stoffen, meestal aangeduid met de naam adeps solidus (vast vet). Het is een verzamelnaam voor vetten die een smelttraject hebben van 33–36 °C. In de apotheek staan ze ook wel in de kast onder hun merknamen, zoals Witepsol®, Estarine B®, Novata B® of Suppocire®.

- **Hydrofiele basis**

Voor de in water oplosbare geneesmiddelen (dus met een hydrofiele basis) worden macrogolen gebruikt, ook nog wel polyethyleenglycolen (PEG) of kortweg PEG genoemd. Deze worden aangeduid met nummers, bijvoorbeeld Macrogol 1.500 en Macrogol 4.000. Een bekende basis voor zetpillen is een mengsel van één deel Macrogol 1.500 en twee delen Macrogol 4.000, soms Macrogol 6.000 om de zetpillen iets steviger te maken.

De nummers geven de molecuulmassa van de macrogolen aan. Macrogol 1.500 is vrij zacht en zalfachtig en de hogere nummers zoals Macrogol 4.000 of 6.000 zijn harde, vaste stoffen. Hun smelttraject ligt iets hoger dan bij de adeps solidus.

Behalve de basis kunnen hulpstoffen worden toegevoegd om de kwaliteit van de zetpil te verbeteren of de bereiding te vergemakkelijken.

De voornaamste hulpstoffen:
- Miglyol® 812 (soms staat deze stof in de kast onder de naam Triglycerida saturata media). Deze hulpstof wordt gebruikt om het smeltpunt van de zetpillen te verlagen, zodat ze in het lichaam heel snel zacht worden, bijvoorbeeld bij zetpillen met zinkoxide.
- Aerosil® (colloïdaal siliciumdioxide) wordt toegevoegd om agglomeraten (samengeklonterde deeltjes) fijn te wrijven; soms een mespuntje bij paracetamolzetpillen.
- Lactosemonohydraat (*180*) wordt toegevoegd bij zetpillen met 50 mg werkzame stof of minder. Op die manier wordt een goede verdeling van de werkzame stof in de zetpillen verkregen.
- Sojalecithine wordt gebruikt om de massa gietbaar te houden bij het bereiden van zetpillen met een grote hoeveelheid vaste stof, bijvoorbeeld paracetamol.

Voor de handmatige bereiding van zetpillen smelt je de vette basis op een waterbad. De werkzame stof wordt met de hulpstoffen gemengd in een roestvaststalen mortier met een schenktuit. Daarna wordt dit mengsel met het gesmolten vet gemengd. Het geheel wordt uitgegoten in zetpilvormen. In deze vorm, meestal plastic strips, stolt het mengsel tot vaste zetpillen.

10.2 Klysma's

De vloeistof of suspensie kan behalve als zetpil ook met behulp van een speciale klysmaflacon of rectiole rectaal worden ingebracht.

De vloeibare rectale toedieningsvormen of klysma's zijn oplossingen of suspensies voor eenmalig gebruik met een volume van 3 tot 100 ml. Hoe groter het volume van een klysma, des te 'hoger' kan het in de darmen komen. Vroeger werden klysma's van 3 tot 10 ml (rectiolen) wel microklysma's genoemd. Klysma's worden zowel voor lokaal als voor systemisch gebruik toegepast.

De werkzame bestanddelen worden voornamelijk in water opgelost of met behulp van verdikkingsmiddelen in water gesuspendeerd. Soms worden hulpstoffen toegevoegd om de oplosbaarheid van het werkzame bestanddeel te verhogen of de pH van de vloeistof bij te stellen, zodat er geen ernstige irritatie van het slijmvlies optreedt. De vloeistof wordt uitgevuld in klysmaflacons. In elke flacon komt de hoeveelheid die nodig is voor een dosering.

10.3 Kwaliteitseisen zetpillen en klysma's

Tijdens en na de bereiding van zetpillen vinden er controles plaats waarvan de resultaten genoteerd worden:
1. Uiterlijk: zien de zetpillen er goed uit? Er mogen geen barstjes of kleurverschil te zien zijn. Het geneesmiddel mag niet uitgezakt zijn: dan zie je poeder in de punt van de zetpil.
2. Het eindgewicht van de zetpil moet bepaald worden. Dit mag niet meer dan 3 % afwijken van het theoretisch berekende gewicht.

Ook bij de bereiding van klysma's vindt een aantal kwaliteitscontroles plaats:
1. De pH van de oplossing wordt vastgesteld.
2. Bij een oplossing wordt gekeken of het product helder is en of er geen onopgeloste deeltjes worden aangetroffen.
3. Als het geneesmiddel niet oplost in de klysmabasis, dan moet het gecontroleerd worden op klontjes of ontmenging.

10.4 Verpakken en etiketteren

10.4.1 Zetpillen

— Zetpillen worden afgeleverd in plastic zetpilstrips, afgeplakt en verpakt in een zetpillendoos. Zetpillen die hygroscopisch zijn (die water aantrekken), worden afgeleverd in een afgesloten pot.
— Zetpillen die niet in een zetpillenstrip zitten, moeten ook in een afgesloten pot worden afgeleverd.
— De zetpillen worden geëtiketteerd met 'niet om in te nemen'. Er bestaan ook stickers met een blauwe rand en de tekst 'voor rectaal gebruik'. Maar niet iedereen zal begrijpen wat hiermee bedoeld wordt.

10.4.2 Klysma's

— Klysma's worden afgeleverd in speciale klysmaflacons: een FNA-klysmaflacon met een bijgeleverde spuit met rechte canule, een microklysmaflacon voor volumina tot 10 ml FNA of een klysmazak met slang.
— In sommige gevallen moet de inhoud beschermd worden tegen licht; dit kan door de flacon in aluminiumfolie te verpakken.
— Op het etiket moet worden vermeld 'niet om in te nemen'.

Vloeibare toedieningsvormen

Samenvatting

Soms is het handig of noodzakelijk om het geneesmiddel in vloeibare vorm beschikbaar te hebben, bijvoorbeeld voor kinderen of voor toediening in oog, oor of neus. Maar ook voor behandeling van de (hoofd)huid kan het handig zijn om een geneesmiddel in een vloeibare vorm aan te kunnen brengen. In vloeibare toedieningsvormen kan het geneesmiddel opgelost of fijn verdeeld zijn. Dat laatste heet een dispersie. Dispersies kunnen mengsels zijn van een vaste stof in een vloeistof: een suspensie, of van een vloeistof verdeeld in een vloeistof: een emulsie.

© Bohn Stafleu van Loghum is een imprint van Springer Media B.V., onderdeel van Springer Nature 2021
Y. M. Groot-Padberg, *Productzorg voor apothekersassistenten*, Basiswerk AG,
https://doi.org/10.1007/978-90-368-2614-3_11

Leerdoelen

Je kunt:

— de verschillende vloeibare toedieningsvormen benoemen;

— uitleggen wat de verschillen zijn tussen de vloeibare toedieningsvormen;

— de functie van de hulpstoffen benoemen;

— beschrijven hoe de vloeibare toedieningsvormen gemaakt worden.

(Vloeibare toedieningsvormen bestemd voor injectie worden in ▶ H. 4 behandeld.)

11.1 Vloeibare toedieningsvormen

Verreweg de meeste producten in de apotheek zijn vaste toedieningsvormen: tabletten of capsules. Kleine kinderen kunnen het lastig vinden deze te slikken. Ook is de dosering voor kinderen verschillend, vaak afhankelijk van het gewicht van het kind. Om de hoeveelheid geneesmiddel dan makkelijk te kunnen toedienen kan een drank gemaakt worden waarvan het kind een aantal milliliters kan innemen.

Ook voor in het oog, oor of in de neus is een vloeibare toedieningsvorm handig.

In ◻ tab. 11.1 vind je een overzicht van de naamgeving van vloeibare toedieningsvormen. In de navolgende paragrafen worden deze verder uitgelegd.

11.2 Oplossing

11

Een oplossing is een moleculaire verdeling van een stof in een vloeistof. Een oplossing is volkomen homogeen, helder en stabiel. Een oplossing hoef je dus ook nooit om te schudden. Je kunt in een oplossing de afzonderlijke stoffen niet onderscheiden. De vloeistof waarin de vaste stof wordt opgelost, noemen we het oplosmiddel. De hoeveelheid van de stof die opgelost kan worden noemen we oplosbaarheid. De snelheid waarmee dit gaat, heet oplosnelheid.

◻ Tabel 11.1   Naamgeving vloeibare toedieningsvormen

soort	oraal Latijn	oraal	uitwendig Latijn	uitwendig
oplossing	mixtura	drank	solutio	oplossing
	guttae	druppels	rhino-, oculo-, oto-guttae	neus-, oog-, oor-druppels
suspensie	suspensio	suspensie	lotio	schudmixtuur
colloïdale oplossing	mucilago	slijm	mucilago	slijm of gel
emulsie	emulsum	emulsie	linimentum	smeersel/bodylotion
solubilisatie	solubilisatie	solubilisatie		micellair water

11.3 Dispersies

Een dispersie is een mengsel van twee stoffen waarbij de een zo fijn mogelijk is verdeeld in de ander, maar daarin niet oplosbaar is. Als de ene stof meer of minder fijn verdeeld is in een andere stof, dan heet dat een dispersie (Latijn: dispergere = uit elkaar trekken, verspreiden). De verdeelde stof is de disperse of binnenfase. De stof waarin de andere stof is verdeeld, vormt een aaneengesloten geheel en is de continue fase of buitenfase. Dispersies kunnen bestaan uit een vloeistof en een vaste stof, maar ook uit twee (niet-mengbare) vloeistoffen.

11.3.1 Suspensie

De vaste stof is als fijne deeltjes verdeeld in de vloeistof en wordt daarin zwevend gehouden. Een suspensie is weinig stabiel, troebel en zakt uit. Suspensies moet je voor gebruik dus wel goed omschudden. Aan de meeste suspensies wordt een stof toegevoegd die de viscositeit (de 'dikte' van de vloeistof) verhoogt. Door de vloeistof dikker te maken zakt de vaste stof minder snel naar beneden. Wanneer een onoplosbare vaste stof in een drank verwerkt moet worden, is een toedieningsvorm nodig waarin de onoplosbare stof lang genoeg homogeen in de drank verdeeld blijft. Dit is belangrijk om er steeds een hoeveelheid uit te kunnen nemen met de juiste dosering. Als een onoplosbare stof in een vloeibare toedieningsvorm moet worden afgeleverd, dan moet die:

- in een zo fijn mogelijke verdeling in de vloeistof worden gebracht;
- daarin met een hulpmiddel enige tijd zwevend worden gehouden;
- bij opschudden gemakkelijk weer homogeen te krijgen zijn.

Deeltjes met een lage relatieve dichtheid (lichte stoffen) ten opzichte van de vloeistof zullen dus langer blijven zweven dan deeltjes met een hoge relatieve dichtheid (zware stoffen). Als hulpmiddel wordt een slijmstof gebruikt om de oplossing viskeus te maken, zodat de vaste stof minder snel uitzakt. De vaste stof wordt zo fijn mogelijk verdeeld, want hoe fijner verdeeld, hoe langer de stof zwevend zal blijven (◘ fig. 11.1).

Deze toedieningsvorm voor oraal gebruik heet een suspensie. Het meest bekende voorbeeld van een suspensie in de apotheek is een antibioticumdrank. Een ander voorbeeld is bijvoorbeeld de Antageldrank. Als je in de handverkoopkast van een apotheek kijkt, kun je gelijk zien dat de suspensie inderdaad 'uitzakt'. Op de bodem van de fles zie je de vaste stof liggen. Door even te schudden, verdeelt de stof zich weer netjes over de hele fles en kan de gewenste dosis worden uitgeschonken. In ◘ fig. 11.2 zie je een suspensie voor en na opschudden.

Een suspensie voor uitwendig gebruik wordt schudmixtuur of lotio genoemd. Schudmixturen bestaan meestal uit een mengsel van water, propyleenglycol of glycerol en soms alcohol met een grote hoeveelheid vaste stof, zoals zinkoxide, talk en amylum. Schudmixturen worden vaak gebruikt op de huid en hebben een verkoelende werking wanneer de vloeistof verdampt. Aan schudmixturen worden geen slijmstoffen toegevoegd, wel stoffen zoals bentoniet, Veegum® (aluminiummagnesiumsilicaat) en siliciumoxide (colloïdaal siliciumoxide).

suspensie   oplossing ter vergelijking

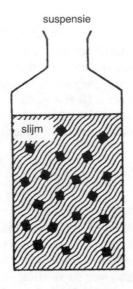
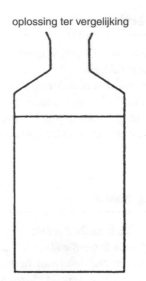

slijm

▣ **Figuur 11.1**   Suspensie en oplossing

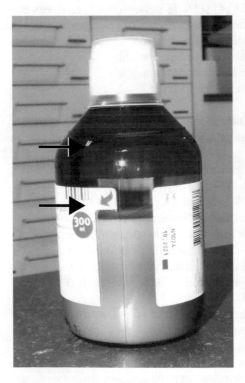
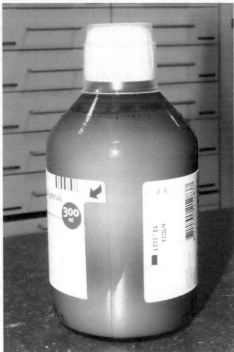

▣ **Figuur 11.2**   Suspensie voor (links) en na opschudden (rechts)

11.3.2 Colloïdale oplossing

De vaste stof bestaat uit grote moleculen die in de vloeistof zijn verdeeld, niet opgelost. Wat de deeltjesgrootte betreft, staat deze tussen de oplossing en suspensie in. Je kunt de deeltjes niet zien. Een colloïdale oplossing is homogeen, vrij stabiel en helder of opalescerend (= niet helemaal helder, 'lichtverstrooiing'). Deze oplossing kan bestaan uit een oplossing van macromoleculen. Macromoleculen zijn heel grote moleculen die met elkaar een soort netwerk vormen. Is de concentratie laag, dan is de vloeistof dun vloeibaar. Bij toenemende concentratie wordt de vloeistof steeds viskeuzer. Zo'n viskeuze oplossing van macromoleculen heet een slijm (mucilago). In ▶ H. 12 worden slijmen uitgebreider besproken.

11.3.3 Emulsie

Een emulsie is een mengsel van twee niet-mengbare vloeistoffen, bijvoorbeeld olie en water. In een emulsie wordt de verdeelde vloeistof in de vorm van kleine druppels en met behulp van een emulgator zwevend gehouden in de aaneengesloten vloeistof. Een emulsie is weinig homogeen, troebel en kan – afhankelijk van de samenstelling – stabiel of niet stabiel zijn. Een niet-stabiele emulsie moet je voor gebruik omschudden, omdat hij ontmengt. Een stabiele emulsie hoef je niet om te schudden.

Niet alle stoffen mengen met elkaar. Water en alcohol mengen heel goed. Maar het lukt niet olie en water te mengen. Als je een olie-watermengsel goed schudt, zie je kleine oliedruppels in het water. Je hoeft maar even te wachten en alle olie is weer van het water gescheiden. Zou je wasbenzine en olie mengen, dan vermengen deze zich juist weer heel goed.

Watermoleculen zijn net kleine magneetjes. Ze zitten als het ware tegen elkaar gedrukt. Alleen stoffen waartoe die magneetjes zich aangetrokken voelen, kunnen tussen die watermoleculen komen. Dit zijn stoffen zoals alcohol en suikers. Vetten zijn stoffen waartoe de magneetjes zich helemaal niet aangetrokken voelen. Die vetten bestaan uit lange ketens van moleculen. Wanneer zo'n vetmolecuul zich tussen de watermoleculen wil dringen met zijn lange staart (keten), dan duwen de watermoleculen die staart van zich weg en kruipen weer tegen elkaar aan. Met andere woorden: er ontstaat een scheiding tussen de oliefase en de waterfase. De oliefase is lipofiel, ofwel vetminnend; de waterfase is hydrofiel, ofwel waterminnend.

Een emulgator zorgt ervoor dat het water en de olie toch met elkaar in contact blijven. Het molecuul van de emulgator heeft een lange lipofiele keten met een hydrofiel kopje. Een lipofiele keten is het apolaire deel van het emulgatormolecuul. Het hydrofiele kopje is het polaire deel.

Door olie en water bij elkaar te voegen in aanwezigheid van een emulgator, gebeurt het volgende. Bij het vermengen van olie en water ontstaan er kleine druppels olie in water (of waterdruppels in olie). Wanneer zo'n oliedruppel een emulgatormolecuul tegenkomt, voelt de oliedruppel zich wel aangetrokken tot de lange lipofiele (vetminnende) staart van de emulgator. De emulgator steekt zijn staart tussen de vetmoleculen. Van het hydrofiele kopje van de emulgator moeten de vetmoleculen niets hebben; die kop moet dus buiten blijven.

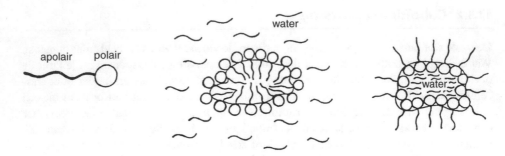

◘ Figuur 11.3   Emulgatormolecuul tussen vetmoleculen

Kijk nu eens naar ◘ fig. 11.3. Je ziet daar een druppel olie met allemaal emulgator-staarten erin. Aan de buitenkant van de druppel zie je de hydrofiele kopjes. Zonder emulgator zouden de watermoleculen de druppels olie allang weggeduwd hebben. Nu botsen de watermoleculen niet op de vetmoleculen, maar op al die hydrofiele kopjes die zich op de buitenkant van de oliedruppel bevinden. De watermoleculen voelen zich wel aangetrokken tot deze kopjes. In plaats van de vetbolletjes weg te duwen, kleven de watermoleculen aan de hydrofiele kopjes aan de buitenkant van de oliedruppeltjes vast. Op die manier is het mogelijk water en olie te mengen.

Er is een prettige relatie ontstaan tussen de oliefase en de waterfase, een relatie die we emulsie noemen.

Een emulsie voor inwendig gebruik heet in het Latijn emulsum. Een vloeibare emul-sie voor uitwendig gebruik heet een linimentum of een smeersel.

11.3.4 Solubilisatie

Ook een solubilisatie is een mengsel van twee niet-mengbare vloeistoffen met een emul-gator. De deeltjesgrootte van een solubilisatie staat tussen de oplossing (helder) en emulsie (troebel) in. De te verdelen moleculen vormen met een emulgator micellen, die oplossen in de buitenfase. De hoeveelheid emulgator in een solubilisatie is veel groter dan in een gewone emulsie. Een micel is een oliedruppeltje omhuld met emulgatormole-culen. In water steken deze hun hydrofiele koppen naar buiten en hun lipofiele staarten naar binnen (◘ fig. 11.4). Het geheel is zo klein dat je deze druppels niet met het blote oog kunt zien. Een solubilisatie is helder en stabiel en hoef je dus niet om te schudden voor gebruik. Waterige vitamine D-druppels zijn hier een voorbeeld van.

11.4 Bereiden van vloeibare toedieningsvormen

Enkele algemene regels voor het bereiden van vloeibare toedieningsvormen zijn:
- schone fles nemen;
- fles tarreren of kalibreren (zie ▶ par. 5.3.4) (Kalibreren is het ijken op volume: de fles wordt gevuld met het gewenste volume water en ter hoogte van het vloeistofniveau (op ooghoogte) wordt een etiketje met een markeerstreepje aangebracht. Als de drank gereed is, wordt het etiketje weer verwijderd.);

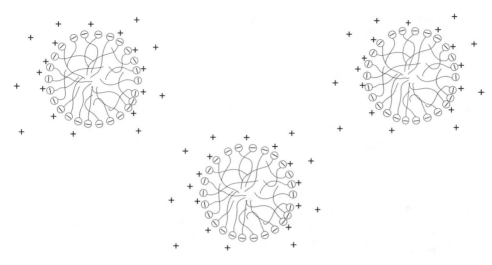

◘ **Figuur 11.4**   Schematische weergave van micellen

— de kleinste hoeveelheid vloeistof eerst inwegen; gemakkelijk oplosbare stoffen in de fles oplossen;
— langzaam oplosbare stoffen in voldoende water apart in een kolfje verwarmen;
— sterk werkende stoffen altijd apart in een kolfje oplossen, kolfje driemaal naspoelen;
— weging laten controleren en paraferen;
— sterk riekende stoffen het laatst toevoegen;
— als de drank klaar is, omzwenken (homogeniseren);
— kalibreerstreep/etiketje verwijderen;
— controleren op helderheid en homogeniteit; is de fles schoon?

11.5 Kwaliteitseisen vloeibare toedieningsvormen

Voordat het geneesmiddel aan de patiënt wordt afgeleverd, moet het product worden gecontroleerd. Zo moeten oplossingen en solubilisaties helder en homogeen zijn. Ze mogen bij omschudden geen zwevende deeltjes vertonen. Suspensies moeten door omschudden gemakkelijk homogeen te maken zijn. Ze mogen geen zichtbare druppeltjes of korreltjes bevatten.

In de LNA-procedures (ook toegankelijk via de KNMP Kennisbank) zijn voor de verschillende werkwijzen eindcontroles beschreven.

Enkele algemene aandachtspunten:
— Het uiterlijk van het product moet in overeenstemming zijn met de kwaliteitseisen.
— Het protocol moet worden gecontroleerd op berekeningen, wegingen, stoffen en opbrengst.
— Er moet in de juiste verpakking worden afgeleverd.
— De juiste doseermiddelen moeten worden afgeleverd.
— Het etiket moet de juiste informatie bevatten: over houdbaarheid, bewaarcondities en gebruiksinstructies.
— De juiste stickers en bijsluiters moeten worden verstrekt.

- De verpakking moet schoon en netjes zijn.
- De juiste hoeveelheid moet worden afgeleverd.

11.6 Verpakken en etiketteren

Vrijwel alle vloeibare toedieningsvormen worden verpakt in donkergekleurd glas of bruine plastic flessen. Dat beschermt tegen de invloed van licht. Bij het uitvullen moet je controleren of alle verpakkingen goed gevuld en gesloten zijn (◘ fig. 11.5).

Voor bijzondere toedieningsvormen wordt gebruikgemaakt van een speciale opzet, zoals een penseeldop voor aanstipvloeistoffen of een druppelopzet voor oor- en neusdruppels. Soms heeft een bereiding een afwijkende verpakking nodig; bij de voorschriften in het FNA worden die apart genoemd.

Op het etiket voor vloeibare toedieningsvormen wordt de gebruikstermijn getypt. Een suspensie of emulsie krijgt ook nog de 'omschudden'-sticker of de aanwijzing 'omschudden' op het etiket.

Etiketten voor druppels voor uitwendig gebruik, zoals neus- en oordruppels, hebben een 'blauwe band' met het opschrift 'Niet om in te nemen' of met het opschrift van de toedieningsvorm. Ook etiketten voor gorgeldranken en mondspoeling hebben een blauwe band.

Dranken worden afgeleverd met een maatbeker of maatlepel. Voor kleine hoeveelheden per keer of voor kinderdoseringen wordt een speciale doseerdop met spuitopzet meegeleverd. Deze dose-packs zijn er voor hoeveelheden van 2 tot 5 ml.

De houdbaarheidstermijnen van vloeibare geneesmiddelen zijn vaak korter dan van tabletten of capsules. Vloeibare geneesmiddelen bevatten vrijwel allemaal water en dat kan bederven. Meestal worden conserveermiddelen toegevoegd om bederf tegen te gaan.

11

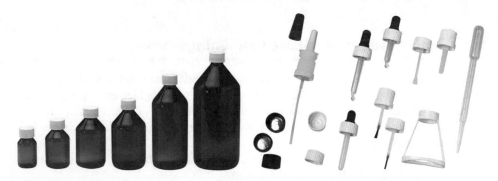

◘ **Figuur 11.5**   Glasverpakkingen voor de vloeibare toedieningsvormen

Dermatica

Samenvatting

Dermatica zijn toedieningsvormen die worden toegepast op de huid of op de slijmvliezen, meestal voor een plaatselijk effect, bijvoorbeeld voor de behandeling van jeuk, eczeem of infectie. Er bestaan verschillende soorten dermatica. Smeerbaar zoals zalven, gels en crèmes, maar ook vloeibare dermatologische preparaten en strooipoeders. Preparaten met water bevatten dikwijls een conserveermiddel om de houdbaarheid te verbeteren. Dermatica worden bij voorkeur verpakt in een tube. Het FNA heeft voorschriften voor verschillende basiscrèmes en zalven zonder werkzame stof, de indifferente bases.

© Bohn Stafleu van Loghum is een imprint van Springer Media B.V., onderdeel van Springer Nature 2021
Y. M. Groot-Padberg, Productzorg voor apothekersassistenten, Basiswerk AG,
https://doi.org/10.1007/978-90-368-2614-3_12

Leerdoelen

Je kunt:

— de indeling noemen van de verschillende dermatica;
— voorbeelden geven van elke toedieningsvorm;
— de samenstelling van dermatica beoordelen;
— uitleggen hoe dermatica geproduceerd worden;
— het bereide preparaat op de juiste manier verpakken, bewaren en etiketteren.

12.1 Indeling

Het *FNA* kent de volgende dermatologische preparaten:

— zalf (unguentum);
— crème (cremor);
— hydrogel (mucilago);
— pasta (pasta);
— oplossing voor cutaan gebruik (solutio, oplossing voor gebruik op de huid);
— suspensie voor cutaan gebruik (schudmixtuur of schudsel, lotio);
— smeersel (liniment, emulsie voor gebruik op de huid);
— collodium (wordt gebruikt als aanstipvloeistof).

◼ Tabel 12.1 laat zien hoe dermatica ook ingedeeld kunnen worden.

◼ Tabel 12.1   Indeling van de dermatica

dermatica	FNA-naam	synoniem
zalven met verschillende bereidingswijzen (ze kunnen heel vet zijn, soms bevatten ze wat water, enz.)	unguenta (enkelvoud: unguentum)	vette zalf of lipofiele zalf (als de vette zalf met wat water is gemengd, noemen we deze zalf ook wel W/O-crème (=water in olie))
crèmes met verschillende bereidingswijzen (een crème is altijd een mengsel van vet en water; wordt ook wel hydrofiele crème genoemd)	crème, cremor	O/W-crème (olie in water); W/O-crème
hydrogel of gel	gel, mucilago	slijm
pasta (is stijver dan een zalf, bevat meer droge stof)	pasta	vette pasta
oplossing voor cutaan gebruik	oplossing of solutio	lotion
suspensie voor cutaan gebruik	schudsel of lotio	schudmixtuur
strooipoeder	conspergens, strooipoeder	poedermengsel
emulsie voor cutaan gebruik	smeersel of liniment	milk

12

Bij de FNA-standaardvoorschriften zitten ook voorschriften voor basiscrème en basiszalven. Een basiscrème bevat nog geen geneesmiddel. Vaak is zo'n basis zelf – dus zonder geneesmiddel erin – ook al werkzaam. De basis kan bijvoorbeeld verkoelend werken of een indrogend of juist een vochtinbrengend effect hebben. Het is belangrijk dat de arts de juiste basis kiest. De basis moet passen bij de huidaandoening en bij de aangedane plek. Een natte, rode plek op de behaarde hoofdhuid heeft een andere basis nodig dan een droge, schilferende plek in de handpalm. De zalf- of crèmebasis moet zorgen voor een goede spreiding over en hechting aan de huid of de slijmvliezen. Wanneer de basis alleen onvoldoende werkzaam is, kun je een geneesmiddel eraan toevoegen.

Er kunnen allerlei werkzame stoffen aan een basis worden toegevoegd.

12.1.1 Verwerking geneesmiddel in basis

Het FNA geeft aan hoe je een geneesmiddel in de basiscrème of basiszalf kunt verwerken. Dit verwerken van een geneesmiddel in een basis kan op verschillende manieren plaatsvinden:
- oplossen;
- dispergeren;
- mengen.

Stoffen die niet of onvoldoende in de basis oplossen, worden in de zalfbasis gedispergeerd (fijngemaakt). De stof moet eerst voldoende fijn zijn. Wanneer de grondstofpot geen deeltjesgrootte (bijv. *90* of gemicroniseerd) aangeeft, wordt de stof eerst gepulveriseerd in de ruwe, stenen mortier. De (eventueel gepulveriseerde) stof wordt in een ruwe mortier met een ongeveer gelijke hoeveelheid basis afgewreven. Dit afwrijven moet zorgvuldig gebeuren, opdat de zalf geen 'puntjes' krijgt. De werkzame stof heeft in zo'n puntje immers een veel te hoge concentratie. Bovendien voelt de zalf dan net aan als schuurpapier!

Niet alle werkzame stoffen zijn mengbaar met de verschillende dermatica. Als een stof niet mengbaar is, noemen we dat onverenigbaar. Het FNA (KNMP Kennisbank) bevat een lijst met onverenigbaarheden in dermatica.

Voor een goede werking is het belangrijk dat zalven, crèmes, gels en pasta's en de vloeibare dermatica homogeen zijn. De toegevoegde stoffen moeten daarom zo fijn mogelijk gewreven worden of ze moeten kunnen oplossen in het vet of het water van de basis. Verder worden aan dermatica hulpmiddelen voor de bereiding, geurstoffen, kleurstoffen en conserveermiddelen toegevoegd.

De eindcontrole richt zich op de fijnheid en homogeniteit van het product. Dermatica worden verpakt in tubes, kunststof of glazen potten en – als ze vloeibaar zijn – in kunststof of glazen flessen.

Enkele utensiliën die bij het vervaardigen van dermatica worden gebruikt:
- ruwstenen mortier met stamper;
- RVS (roestvrijstalen) mortier met kunststof stamper;
- Unguator en Topitec (mengapparaat voor menging in de tube);
- waterbad, kookplaat;
- zalfmolen;
- spatels;
- schrapkaartjes.

12.2 Zalven

Zalven hebben altijd een hydrofobe zalfbasis. Dat wil zeggen dat de basis uit vetten bestaat of dat de zalfbasis bestaat uit één of meer met vet mengbare stoffen. Deze stoffen kunnen vast, halfvast of vloeibaar zijn. De halfvaste en vloeibare stoffen kunnen met elkaar worden gemengd in een RVS-mortier met kunststof stamper.

Wanneer de zalf ook vaste vetten bevat, worden de stoffen altijd gesmolten boven het waterbad. Vervolgens wordt het mengsel geroerd tot bekoelen. Als het gesmolten mengsel niet tot bekoeling wordt geroerd, kan het vet weer in harde stukjes tevoorschijn komen. Er is dan geen homogeen mengsel. Tijdens het roeren tot bekoelen moet luchtinslag worden vermeden.

In het FNA staat precies beschreven op welke manier je verschillende stoffen aan deze basiszalven kunt toevoegen. Van al deze in het FNA vermelde toevoegingen bestaat de mogelijkheid om via Protype een gestandaardiseerd chargebereidingsvoorschrift (CBV) te printen (vergeet niet om vóór de bereiding een autorisatieparaaf te vragen).

Als het *niet* om een standaard-FNA gaat, bestaat de mogelijkheid om via de KNMP Kennisbank de LNA-procedures op te zoeken. Daarin worden toevoegingen aan dermatica beschreven.

12.3 Crèmes

Een crème is een smeerbare basis die bestaat uit een waterfase en een vetfase. Deze hydrofiele fase en lipofiele fase blijven goed gemengd dankzij de aanwezigheid van een emulgator. Crèmes zijn emulsies. Hoe een emulsie in elkaar zit, kun je lezen in ▶ par. 11.3.3.

Een vorm van een emulsie die heel veel wordt toegepast in de apotheek is de crème. Er zijn twee typen crèmes:
- O/W-crème: 'olie in water', de vetfase is verdeeld in de waterfase
- W/O-crème: 'water in olie', de waterfase is verdeeld in de vetfase

De emulgator bepaalt welke type crème er ontstaat.

De volgende stoffen zijn O/W- (spreek uit: 'olie in water'-) emulgatoren:
- cera cetomacrogolis emulsificans;
- alcohol cetylicus et stearylicus emulsificans B (cera lanette SX).

De volgende stoffen zijn W/O- (spreek uit: 'water in olie'-) emulgatoren:
- monoleïne;
- cetostearylalcohol;
- Span 80.

Omdat een O/W-crème water bevat in de buitenste fase is het nodig dat deze crème geconserveerd wordt. Vetten en vette zalven hoeven niet te worden geconserveerd, want bacteriën kunnen in vetten niet groeien. Waterige preparaten moeten juist wel geconserveerd worden, want bacteriën groeien heel gemakkelijk in water. Gek genoeg bederft gezuiverd water sneller dan kraanwater. In kraanwater zitten namelijk zouten, die de bacteriegroei tegengaan. Als je dus een recept in handen krijgt van een crème zonder conserveermiddel, raadpleeg je onmiddellijk de apotheker.

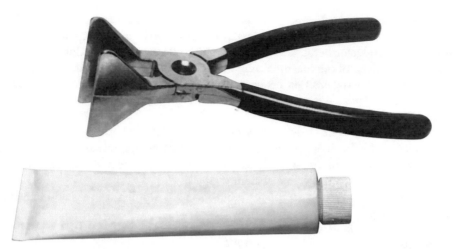

■ **Figuur 12.1** Tubesluittang

Omdat crèmes water bevatten, kunnen ze gemakkelijk bederven. Daarom worden ze bij voorkeur in tubes afgeleverd. De tubes worden gesloten met behulp van een tubesluittang. De tang dient breed genoeg te zijn om het uiteinde van de tube in één keer geheel plat te vouwen (■ fig. 12.1).

De bereiding van een O/W-crème gebeurt door de vetfase met emulgatoren en de waterfase met elkaar te vermengen bij een temperatuur van 70 °C en vervolgens te mengen tot de massa afgekoeld is.

Een W/O-crème (water in olie) bevat water dat druppelsgewijs is opgenomen in de vetfase. De vetfase is de 'continue' of de aaneengesloten fase. Het water is hierin verdeeld; dit is de disperse fase. Een W/O-crème wordt verdund met olie of vet en kan niet met water van de huid gespoeld worden. Daarom wordt een W/O-crème ook wel vette crème of hydrofobe (waterafstotende) crème genoemd. Bij de bereiding van W/O-crèmes worden de vetten en de emulgator meestal boven het waterbad gesmolten en daarna tot bekoeling geroerd. Water wordt als laatste druppelsgewijs toegevoegd en gemengd. Een W/O-crème hoeft niet te worden geconserveerd.

12.3.1 Basiscrèmes van het FNA

Het FNA kent basispreparaten met cetomacrogol en basispreparaten met alcohol cetylicus et stearilicus emulsificans B.

In het FNA zijn diverse basispreparaten beschreven waarin het begrip 'cetomacrogol' is opgenomen. Dat betekent dat in deze basispreparaten de lipofiele stof cera cetomacrogolis emulsificans is verwerkt. De keuze van het basispreparaat wordt afgestemd op de conditie van de huid. In oplopende graad van vetheid zijn de volgende preparaten opgenomen:
- cetomacrogolcrème;
- vaselinecetomacrogolcrème (wordt bereid met de basis voor cetomacrogolzalf);
- cetomacrogolzalf (zie ▶ par. 12.2, Bereiden van zalven);
- basis voor cetomacrogolzalf (zie ▶ par. 12.2, Bereiden van zalven).

De vaselinecetomacrogolcrème FNA is ontwikkeld als een wat vettere crème. Deze crème is beter bestand tegen toevoegingen en cosmetisch meer acceptabel. Omdat de crème meer emulgator bevat, is vaselinecetomacrogolcrème beter geschikt voor toevoegingen dan koelzalf of cetomacrogolcrème waaraan extra vaseline wordt toegevoegd. De basis voor cetomacrogolzalf en cetomacrogolcrème kan worden toegepast bij balneotherapie. Balneotherapie is een therapie die wordt gebruikt door mensen met een zeer droge huid.

Cera lanette SX is de oude naam voor de grondstof alcohol cetylicus et stearilicus emulsificans B (de Nederlandse naam is: cetostearylalcohol emulgator B). In de receptuur staat de grondstofnaam, maar de preparaten worden vernoemd naar de cera lanette SX, dus bijvoorbeeld lanettecrème of cremor lanette.

Met alcohol cetylicus et stearilicus emulsificans B worden de volgende preparaten gebruikt of bereid:

- lanettecrème of lanettecrème I FNA;
- vaste lanettecrème of lanettecrème II FNA;
- vaselinelanettecrème (wordt bereid met de basis voor lanettezalf) FNA;
- lanettezalf FNA (zie ▶ par. 12.2);
- basis voor lanettezalf (zie ▶ par. 12.2).

12.4 Gels

Huidgel is een vloeistof die onder invloed van een geschikte stof zodanig viskeus is geworden dat er sprake is van een gel.

Gels bestaan uit een hydrofiele vloeistof (water, glycerol, propyleenglycol, alcohol enz., vaak in combinatie), waarin een viscositeitverhogende stof (methylcellulose 400 mPa, methylhydroxypropylcellulose, carbomeer) is verwerkt. Gels kunnen ook bestaan uit een combinatie van deze vloeistoffen gemengd met viscositeitverhogende stoffen. Hierdoor ontstaat een dikvloeibaar of halfvast preparaat, dat gemakkelijk smeerbaar en met water afwasbaar is. Ook in een gel kunnen werkzame stoffen worden verwerkt tot een dermatologisch preparaat.

In het FNA gaan we in de meeste gevallen uit van de carbomeerwatergel 1 %.

Bij gels is conservering noodzakelijk. Hiervoor komen verschillende conserveermiddelen in aanmerking. Ook wordt aan gels vaak een humectans (=bevochtiger) toegevoegd om uitdrogen te voorkomen. Hiervoor kunnen worden gebruikt: sorbitol 70 %, propyleenglycol en glycerol 85 %.

Steeds vaker worden zouten van carbomeer als gelvormer voor slijmen gebruikt vanwege het fraaie, glasheldere uiterlijk. Bij de bereiding wordt het zuurreagerende carbomeer geneutraliseerd met alkali (trometamol) tot pH 5 of hoger, waarbij een gel ontstaat. Met aminen geneutraliseerd carbomeer is ook oplosbaar in alcohol: er ontstaat dan een alcoholgel. Als er minder dan 15 % alcohol aanwezig is, is conservering noodzakelijk.

De eigenschappen van de carbomeerwatergel 1 % zijn te vergelijken met die van water, het hoofdbestanddeel. De gelconsistentie maakt dat dit 'water' beter op de huid te smeren is dan water. Deze gel kan gebruikt worden als vehiculum (=drager) voor werkzame stoffen die worden toegepast bij nattende en/of jeukende huidaandoeningen. Hij is ook goed toepasbaar op de behaarde hoofdhuid. De gel heeft wel een indrogend effect op de huid en kan daarom niet op een droge (hoofd)huid worden gebruikt.

De microbiologische houdbaarheid wordt verbeterd door water van goede microbiologische kwaliteit te gebruiken.

12.5 Vloeibare dermatica

Vloeibare huidpreparaten bevatten een hydrofiele of lipofiele basis waarin geneesmiddelen en eventuele hulpstoffen zijn opgelost, geëmulgeerd of gesuspendeerd.

Als basisbestanddelen voor hydrofiele (waterige) vloeibare dermatica kunnen onder meer worden gebruikt:
= water;
= ethanol;
= propyleenglycol;
= polyethyleenglycol;
= glycerol 85 %.

Als basisbestanddelen voor lipofiele (vetminnende) vloeibare dermatica kunnen onder meer worden gebruikt:
= vloeibare paraffine;
= triglyceriden (vooral arachideolie);
= wassen;
= vetalcoholen.

Andere hulpstoffen die vaak worden gebruikt in vloeibare dermatica:
= viscositeitverhogers (bijvoorbeeld carboxymethylcellulosenatrium M);
= grensvlakactieve stoffen (emulgatoren);
= conserveermiddelen;
= antioxidantia (om ontleding van werkzame stoffen tegen te gaan) (butylhydroxytolueen, dl-α-tocoferol).

De vloeibare dermatica worden onderverdeeld in:
= lotions (solutiones, oplossingen FNA);
= schudmixturen (lotions, schudsels FNA);
= smeersels (linimenta FNA).

Lotions zijn hydrofiele oplossingen voor cutaan gebruik. Meestal is het oplosmiddel water, alcohol of isopropanol of een mengsel van deze stoffen. Lotions worden vooral gebruikt bij acute natte huidaandoeningen. In het FNA staan onder andere clindamycinelotion 1 % en tretinoïne-oplossing 0,02 %.

Schudmixturen zijn hydrofiele suspensies. Meestal is de vloeibare fase water, soms gemengd met alcohol. Het water moet een goede microbiologische kwaliteit hebben. Om te voorkómen dat de huid te veel uitdroogt, wordt een vloeistof toegevoegd die de huid 'bevochtigt'. Meestal wordt propyleenglycol gebruikt, ook omdat het goede conserverende eigenschappen bezit.

Soms worden viscositeitverhogende stoffen toegevoegd, zoals aerosil of colloïdaal aluminiummagnesiumsilicaat (Veegum®).

Smeersels kunnen in allerlei vormen voorkomen. Smeersels met een hydrofiele emulsie bevatten een waterfase, een vetfase en een grensvlakfase. Smeersels bestaande uit een lipofiele suspensie bevatten een vetfase en een poederfase. De onoplosbare vaste stoffen worden in de vetfase gedispergeerd. Smeersels bestaande uit lipofiele vloeistoffen of lipofiele oplossingen bevatten alleen een vetfase. Bij de bereiding worden vloeistoffen gemengd en vetoplosbare stoffen worden opgelost.

12.6 Kwaliteitseisen dermatica

Bij de dermatica moet met veel factoren rekening worden gehouden:
- De basis wordt gekozen in relatie tot de zieke huid.
- De basis moet verenigbaar zijn met de werkzame bestanddelen die verwerkt worden.
- De basis mag niet irriterend werken of overgevoeligheid veroorzaken.
- De basis zorgt ervoor dat het werkzame bestanddeel goed door de huid wordt opgenomen.
- De werkzame bestanddelen moeten fijn verdeeld zijn in de basis (deeltjesgrootte).
- Het bereide preparaat moet stabiel zijn en dus zodanig bereid en verpakt dat er geen ontleding optreedt.

12.7 Verpakken en etiketteren

De verpakking van dermatica hangt samen met de aard van de inhoud (zalf, crème, pasta, vloeibaar enz.), het gebruiksdoel, de stabiliteit van het preparaat en het gebruiksgemak voor de patiënt.

Strooipoeders worden in een strooibusje afgeleverd.

Zalven en pasta's worden in glazen of kunststof potjes afgeleverd met een spatel. Crèmes worden in verband met de contaminatie in tubes afgeleverd.

Zinkoxide-kalkwaterzalf (ZOK-zalf) wordt in een bruinglazen pot afgeleverd, met de vermelding dat de zalf voor gebruik moet worden omgeroerd.

Vloeibare dermatica worden in flessen verpakt en indien nodig geëtiketteerd met 'omschudden'. Vaak worden ze in flesjes afgeleverd met een depper of een roller.

12

Houdbaarheid algemeen

Samenvatting

De meeste producten kun je niet onbeperkt bewaren. Aan sommige producten kun je zien of ruiken dat het niet goed meer is. Maar dat is niet altijd het geval. Bij het bewaren van geneesmiddelen treden er veranderingen op die kunnen leiden tot het niet meer goed zijn van het product. Veranderingen in het product kunnen veroorzaakt worden door veranderingen in de werkzame stof, het eindproduct of door micro-organismen. We spreken dan van chemische houdbaarheid, fysische houdbaarheid en microbiologische houdbaarheid. Alle geneesmiddelen hebben daarom een houdbaarheidsdatum. De houdbaarheidsdatum is op elke geneesmiddelverpakking aangegeven. Je vindt deze op de zijkant van het doosje achter de aanduiding 'exp', met een code voor meestal de maand en het jaar. Exp betekent expiratiedatum = houdbaarheidsdatum. Soms moeten geneesmiddelen bij een bepaalde temperatuur bewaard worden, dan heeft het geneesmiddel speciale bewaarcondities.

© Bohn Stafleu van Loghum is een imprint van Springer Media B.V., onderdeel van Springer Nature 2021
Y. M. Groot-Padberg, *Productzorg voor apothekersassistenten*, Basiswerk AG,
https://doi.org/10.1007/978-90-368-2614-3_13

Leerdoelen

Je kunt:

- uitleggen wat het verschil is tussen chemische, fysische en microbiologische houdbaarheid;
- uitleggen welke factoren invloed hebben op de houdbaarheid van geneesmiddelen;
- uitleggen aan een patiënt hoe deze zijn geneesmiddelen moet bewaren.

13.1 Inleiding

Een geneesmiddelfabrikant zal voor registratie van een geneesmiddel houdbaarheids-onderzoek doen, waarin hij onderzoekt hoe het product zich gedraagt bij verschillende temperaturen. Uit dit onderzoek volgt een houdbaarheidstermijn. Een tablet kan bijvoorbeeld na productie 3 jaar houdbaar zijn.

De houdbaarheidsdatum is op elke geneesmiddelverpakking aangegeven. Je vindt deze op de zijkant van het doosje achter de aanduiding 'exp', met een code voor meestal de maand en het jaar (■ fig. 13.1). Exp betekent expiratiedatum = houdbaarheidsdatum.

13.2 Chemische houdbaarheid

Chemische houdbaarheid gaat over de houdbaarheid van de werkzame stof. In de hoofdstukken hiervoor heb je geleerd dat een toedieningsvorm bestaat uit een werkzame stof en hulpstoffen. De werkzame stof is, zoals alle stoffen, een molecuul. Dit molecuul kan onder invloed van andere stoffen omgezet worden in een ander molecuul. Op dat moment is er dus minder werkzame stof in de toedieningsvorm. Het omzetten van een werkzame stof in niet-werkzame stof(fen) noemen we *ontleden*. De manier waarop dit gebeurt, noemen we een *ontledingsreactie*. Er zijn veel verschillende ontledingsreacties bekend. Een voorbeeld daarvan is oxidatie: ontleding onder invloed van zuurstof. Dit ken je als het bruin worden van een appel die geschild is of het roesten van ijzer.

13

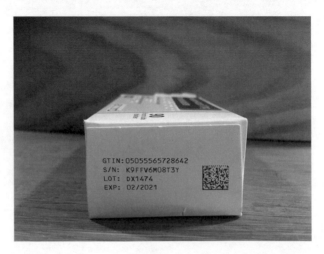

■ **Figuur 13.1**   Doosje

Andere ontledingsreacties:
- hydrolyse = ontleding door water
- fotolyse = ontleding door licht
- isomerisatie = omdraaiing in het molecuul

Door toevoeging van bepaalde hulpstoffen kunnen ontledingsreacties vertraagd worden. In veel vloeibare toedieningsvormen wordt een anti-oxidans toegevoegd. Dit anti-oxidans vertraagt de oxidatie.

De snelheid van ontleding bepaalt de chemische houdbaarheid. In het algemeen geldt dat bij een hogere temperatuur de ontleding sneller gaat. De houdbaarheidsdatum op een verpakking geeft de garantie dat bij juist bewaren er tot deze datum ten minste 90 % van de werkzame stof aanwezig is.

13.3 Fysische houdbaarheid

Fysische houdbaarheid gaat over de houdbaarheid van het product, de toedieningsvorm. Het uiterlijk van het product verandert. De stabiliteit van de toedieningsvorm is afhankelijk van de werkzame stof en de hulpstoffen.

Een toedieningsvorm waarvan de fysische houdbaarheid verstreken is, kan chemisch nog best stabiel zijn, dus de juiste hoeveelheid werkzame stof bevatten. Toch is het product dan niet meer te gebruiken, omdat het bijvoorbeeld onaangenaam ruikt. Temperatuur heeft ook op de fysische houdbaarheid een grote invloed. Denk aan een zetpil die smelt bij bewaren bij tropische temperatuur.

Voorbeeld: Bij lang bewaren treedt er fasescheiding op in een crème. Dat betekent dat olie en water niet meer bij elkaar gehouden worden door de emulgator en weer twee lagen vormen.

Andere voorbeelden van fysische instabiliteit:
- het plakkerig worden van capsules;
- het uitzakken van suspensies;
- veranderingen in smaak, geur of kleur.

13.4 Microbiologische houdbaarheid

Microbiologie houdt zich bezig met de studie en het onderzoek naar micro-organismen, zie ▶ par. 4.1.1. Elk niet-steriel product zal micro-organismen bevatten. Ook in steriele producten die aangebroken zijn, kunnen micro-organismen groeien. Afhankelijk van de toedieningsvorm zullen deze langzaam of snel kunnen groeien. De microbiologische houdbaarheid wordt bepaald door:
- het aantal micro-organismen in het product na productie;
- de kans op besmetting tijdens gebruik;
- de kans op vermeerdering tijdens bewaren.

Voor de groei van micro-organismen is water nodig. Daarom is de microbiologische houdbaarheid van vaste toedieningsvormen (tabletten, capsules) lang. Micro-organismen groeien sneller bij hogere temperaturen en bij hogere luchtvochtigheid.

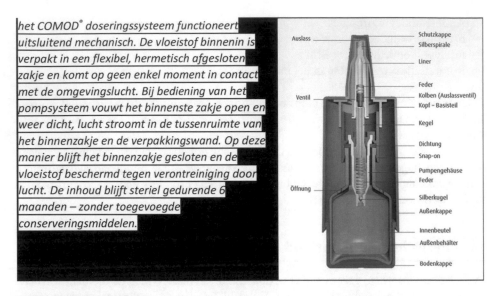

het COMOD® doseringssysteem functioneert uitsluitend mechanisch. De vloeistof binnenin is verpakt in een flexibel, hermetisch afgesloten zakje en komt op geen enkel moment in contact met de omgevingslucht. Bij bediening van het pompsysteem vouwt het binnenste zakje open en weer dicht, lucht stroomt in de tussenruimte van het binnenzakje en de verpakkingswand. Op deze manier blijft het binnenzakje gesloten en de vloeistof beschermd tegen verontreiniging door lucht. De inhoud blijft steriel gedurende 6 maanden – zonder toegevoegde conserveringsmiddelen.

☐ **Figuur 13.2**   Comod®-systeem

De microbiologische houdbaarheid kan verlengd worden door het toevoegen van een conserveermiddel. Ook het toepassen van speciale verpakkingen, zoals het Comod®-systeem (☐ fig. 13.2), bijvoorbeeld voor oogdruppels zorgt voor een langere microbiologische houdbaarheid.

13.5 Algemene principes met betrekking tot bewaren

Zoals je in eerder in dit hoofdstuk hebt gelezen, zijn temperatuur, zuurstof en licht factoren die van invloed zijn op de houdbaarheid van geneesmiddelen. Algemene aanwijzingen voor het bewaren van geneesmiddelen zijn dan ook:
— droog bewaren;
— koel bewaren;
— donker bewaren.

Veel mensen bewaren geneesmiddelen in de badkamer. Dit is geen goede plek, omdat de temperatuur in de badkamer niet constant is; bij douchen/in bad gaan wordt het warm, daarna koelt het weer af. Ook het vochtgehalte in de badkamer schommelt erg.
Een betere plek is de slaapkamer, waar het meestal koel is, met een constantere temperatuur en waar het niet vochtig is.
Vastgestelde bewaarcondities voor geneesmiddelen:
— diepvries: temperatuur maximaal −18 °C;
— koelkast: temperatuur tussen de 2–8 °C;
— kamertemperatuur: temperatuur tussen de 15–25 °C.

Bij het bewaren maken we onderscheid in bewaar- en gebruikstermijn. De bewaartermijn is de tijd dat je een geneesmiddel kunt bewaren *voordat* het geopend is. Na openen, dus als de patiënt het gaat gebruiken, verandert de houdbaarheid. Er komt lucht bij het product. Ook kunnen er micro-organismen bijkomen, bijvoorbeeld bij crème in een pot die de patiënt er met zijn vingers uithaalt, of de temperatuur wisselt doordat de patiënt het drankje uit de koelkast haalt, doseert en weer terugzet. Na openen spreken we van de gebruikstermijn van een geneesmiddel. Meestal spelen microbiologische aspecten hier de grootste rol.

Ontvangen, bewaren en vervoeren

Samenvatting

De meeste geneesmiddelen die aan de patiënt afgeleverd worden, komen kant-en-klaar de apotheek binnen. Zij worden gemaakt door een geneesmiddelfabrikant, naar Nederland gehaald door een importeur en via de groothandel naar de apotheek gebracht. Vanaf het moment van binnenkomst tot aan het afleveren aan de patiënt is de apotheek verantwoordelijk voor de kwaliteit van de geneesmiddelen. In de apotheek zijn er naast de ladekast verschillende bewaarplekken, zoals de koelkast en de kast voor opiumwetgeneesmiddelen, de opiumkast. De temperatuur in de koelkast wordt geregistreerd en de temperatuurregistratie wordt vastgelegd. Bij het bezorgen van geneesmiddelen moeten de bewaarcondities gehandhaafd worden. Veel geneesmiddelen worden tegenwoordig automatisch verpakt voor de patiënt. Dit kan in hoeveelheden per toedieningstijdstip (baxteren) of per herhaalrecept. Bij *smart filling* etiketteert de apotheek, bij *central filling* worden de geneesmiddelen geëtiketteerd aangeleverd.

© Bohn Stafleu van Loghum is een imprint van Springer Media B.V., onderdeel van Springer Nature 2021
Y. M. Groot-Padberg, *Productzorg voor apothekersassistenten*, Basiswerk AG,
https://doi.org/10.1007/978-90-368-2614-3_14

Leerdoelen

Je kunt:

- uitleggen hoe de distributieketen van geneesmiddelen eruitziet;
- beschrijven hoe geneesmiddelen in de apotheek en bij de patiënt bewaard moeten worden;
- aan de patiënt uitleggen welke maatregelen hij moet treffen om het product zo goed mogelijk te vervoeren en te bewaren.

14.1 Ontvangst en bewaren in de apotheek

Verpakte geneesmiddelen worden gemaakt in een geneesmiddelfabriek. Veel van deze fabrieken staan in het buitenland. Door een importeur worden deze middelen naar Nederland gehaald en verkocht aan een van de farmaceutische groothandels. Sommige geneesmiddelen worden in de apotheek op voorraad gehouden, andere worden speciaal besteld voor een patiënt. In alle gevallen bestelt de apotheek geneesmiddelen bij een groothandel. In het algemeen wordt de bestelling één keer per dag bezorgd in de apotheek. Soms is dat 's nachts. In dat geval wordt de bestelling op een veilige plek geplaatst, zoals een sluis. In die sluis staat ook altijd een koelkast, zodat de chauffeur daarin de geneesmiddelen kan plaatsen die in een zogenoemde 'cold chain' (koude keten, dat wil zeggen: continu gekoeld) vervoerd moeten worden. 's Ochtends wordt de bestelling dan door een medewerker opgeruimd. De meeste geneesmiddelen kunnen bij kamertemperatuur bewaard worden en worden daarom opgeslagen in de ladekast of de robotopslag. Voor sommige geneesmiddelen gelden andere bewaarplekken, zoals de koelkast, of voor explosieve stoffen een plofkast. Een plofkast is een kast waar het plafond af kan schieten bij een inwendige explosie, zodat omstanders niet geraakt worden door uit elkaar springende wanden. Schommelingen in temperatuur kunnen een negatieve invloed hebben op de kwaliteit van de geneesmiddelen. Het is belangrijk dat de temperatuur in de apotheek regelmatig gecontroleerd wordt. Er zijn verschillende temperatuurregistratiesystemen verkrijgbaar die een signaal geven bij overschrijding van de temperatuur en die de gemeten temperatuur vastleggen.

Tot slot moet ergens in het logistieke proces ook nog de controle op echtheid van de geneesmiddelen plaatsvinden. Europese wet- en regelgeving (FMD = Falsified Medicines Directive) schrijft dit voor. Deze controle gebeurt door het scannen van een barcode. Meer hierover lees je in ▶ H.1 van dit boek en in het boek: *Zo werkt het in de apotheek* (Mentink en Huizinga-Arp 2020).

14.1.1 Opiumkast

Geneesmiddelen die onder de Opiumwet vallen, moeten apart behandeld worden. Deze middelen worden in de apotheek geleverd met een zogeheten ontvangstbrief. Deze brief moet binnen drie dagen getekend teruggestuurd worden naar de leverancier als bewijs dat het middel in de aangegeven hoeveelheid netjes is bezorgd. De geneesmiddelen moeten bij voorkeur op een aparte, af te sluiten plek bewaard worden. Ladekasten in de apotheek bevatten hiervoor afsluitbare ladeblokken zodat alle zogeheten 'OW-middelen' daarin opgeborgen kunnen worden en aan het einde van de dag het hele blok afgesloten kan worden. Ook aan een recept voor een Opiumwet-geneesmiddel worden aparte eisen gesteld. De ontvangstbrieven moeten minimaal zes jaar bewaard worden, de recepten ten minste vijftien jaar. Ten minste één keer per jaar wordt de voorraad van de opiumwetmiddelen gecontroleerd. In de meeste apotheken is een van de assistenten verantwoordelijk voor de opiumwetadministratie. De apotheker is eindverantwoordelijk. Meer over de Opiumwet en opiumwetmiddelen kun je lezen in het boek: *Zo werkt het in de apotheek* (Mentink en Huizinga-Arp 2020).

14.1.2 Koelkast

Sommige geneesmiddelen moeten in de koelkast (◘ fig. 14.1) bewaard worden voor chemische of microbiologische stabiliteit. Bij lagere temperatuur gaat afbraak van geneesmiddelen en groei van micro-organismen minder snel. Denk maar aan melk: als je dit buiten de koelkast bewaart, bederft het heel snel. Met koelkasttemperatuur wordt een temperatuur van 2–8 °C bedoeld. Het is belangrijk bij koelkastgeneesmiddelen dat de 'cold chain' gehandhaafd wordt, dat wil zeggen dat de bewaartemperatuur vanaf de fabriek tot de patiënt niet boven de 8 °C komt. Bij bezorging 's nachts door de groothandel moet er dan ook een koelkast in de sluis staan, waarin de geneesmiddelen geplaatst worden. Ook bij het klaarmaken voor een patiënt blijft het geneesmiddel zo lang

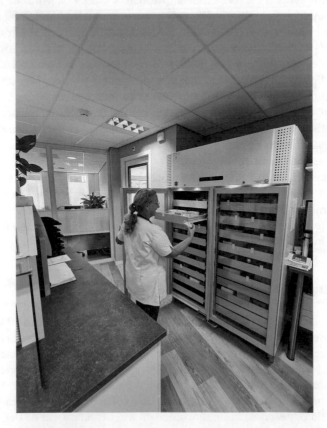

◘ **Figuur 14.1**   Apotheekkoelkast

mogelijk, tot het moment van afleveren, in de kóelkast. De temperatuur in de koelkast moet dagelijks gecontroleerd worden. Vaak gebeurt dat automatisch en verschijnt er een signaal als de temperatuur te hoog of te laag is. Dit signaal kan dan per sms worden verstuurd naar bijvoorbeeld de telefoon van een van de apothekers. Op die manier wordt tijdig gewaarschuwd als per ongeluk de koelkastdeur niet helemaal sluit. Bijvoorbeeld doordat bij het opruimen van verpakkingen een verpakking net iets te ver uitsteekt. De meeste koelkasten hebben inmiddels zelfsluitende deuren, zodat per ongeluk open laten staan veel minder voorkomt dan vroeger. De controles worden vastgelegd in een logboek, in veel gevallen tegenwoordig ook allemaal elektronisch. Over het algemeen is bewaren in de deur van de koelkast geen goede optie; doordat de deur telkens open-gaat is de temperatuur daar niet constant. Medicijnkoelkasten bevatten om die reden geen opbergruimte in de deur, maar koelkasten bij patiënten thuis natuurlijk wel. Op de KNMP Kennisbank is een lijst te vinden waarop staat hoe lang koelkastproducten buiten de koelkast houdbaar zijn. Deze lijst is bijvoorbeeld te gebruiken als patiënten de genees-middelen mee op reis nemen of als er een storing in de koelkast is.

14.1.3 Diepvriesproducten

Een aantal geneesmiddelen wordt in de diepvries bewaard. De temperatuur van de diep-vriezer moet −18 °C of lager zijn. Ook van de diepvriezer moet de temperatuur regel-matig gecontroleerd worden. Diepvriesgeneesmiddelen worden ontdooid aan de patiënt afgeleverd. Ze worden bij voorkeur ontdooid in de koelkast, waarbij je rekening moet houden met het feit dat door de condensvorming het etiket los kan laten.

14.1.4 Eiwitgeneesmiddelen

In ▶ H. 6 heb je kunnen lezen over bijzondere geneesmiddelen, de eiwitgeneesmidde-len. Voor de werking van deze stoffen is ook de driedimensionale structuur belangrijk. Daarom moet er voorzichtig mee omgegaan worden. Als de structuur verandert, heeft dat gevolgen voor de fysische houdbaarheid en de werkzaamheid. Processen die de structuur veranderen:
- aggregatie: samenklonteren van eiwitten;
- denaturatie: ontvouwen van eiwitten;
- precipitatie: neerslaan van eiwitten;
- adsorptie aan materialen: lipofiele delen van eiwitten hechten zich aan oppervlakken waardoor de structuur verandert.

Deze processen kunnen optreden onder invloed van temperatuur, pH, mechanische bewegingen zoals schudden maar ook bij verdunnen.

Eiwitgeneesmiddelen moeten in de apotheek bewaard worden volgens de aanwij-zingen van de fabrikant. Vaak zijn dit aanwijzingen voor de bewaartemperatuur en de bescherming tegen lichtinvloed. Deze bewaarcondities zouden ook moeten gelden bij transport van eiwitgeneesmiddelen in bijvoorbeeld een ziekenhuis of bij transport door patiënten naar huis. Daarnaast is het belangrijk je te realiseren dat oplossingen niet geschud mogen worden.

Veel eiwitgeneesmiddelen moeten bij koelkasttemperaturen (2–8 °C) worden bewaard, omdat een te hoge temperatuur kan leiden tot verlies van de biologische activiteit. Een te lage temperatuur van < 0 °C is ook niet gunstig, omdat eiwitten fysisch-chemische veranderingen in de ruimtelijke structuur kunnen ondergaan en daardoor hun werkzaamheid kunnen verliezen. Een voorbeeld van een geneesmiddel dat niet bevriezen mag, is insuline. Om die reden moeten mensen hun insuline bij een vliegreis ook niet in hun koffer bewaren. Het is namelijk niet uit te sluiten dat het in het bagageruim van een vliegtuig gaat vriezen.

14.2 Vervoeren

De meeste geneesmiddelen worden door de patiënt zelf opgehaald in de apotheek. Dan moet bij het overhandigen van elk geneesmiddel aan de patiënt uitgelegd worden hoe het geneesmiddel het beste vervoerd en bewaard kan worden. Denk bij de uitleg aan de volgende punten:

- eiwitpreparaten die niet blootgesteld mogen worden aan mechanische stress zoals schudden;
- de temperatuur in de koelkast (Het is goed als de patiënt de temperatuur in de koelkast op verschillende plekken controleert.);
- de plaats in de koelkast voor middelen die wel koel bewaard moeten worden (Als het middel de achterwand raakt, kan het soms te koud zijn, in de deur juist weer te warm.);
- producten die niet in de koelkast mogen worden bewaard;
- het risico van bevriezing bij te lage temperaturen;
- kortdurende bewaring van koelkastmiddelen buiten de koelkast;
- beperking van de houdbaarheid bij hogere temperatuur.

In Nederland kan het ook voorkomen dat de temperatuur langere tijd boven 25 °C ligt en er sprake is van een zogenoemde hittegolf. Tijdens een hittegolf zijn de aanwijzingen voor bewaring van geneesmiddelen vergelijkbaar met bewaring in warme landen. Patiënten wordt aangeraden koelkastartikelen in een koelbox te vervoeren.

Als de geneesmiddelen bezorgd worden, is het belangrijk dat tijdens het vervoer naar de patiënt de bewaarcondities gehandhaafd worden. De temperatuur in een auto kan hoog oplopen als het buiten erg warm is. Vooral bij extreme koude of hitte moet hier dus aandacht aan geschonken worden, bijvoorbeeld door de temperatuur te monitoren (controleren) tijdens het transport. Als koelkastartikelen om één of andere reden niet bezorgd kunnen worden, moeten ze zo snel mogelijk teruggebracht worden naar de apotheek en weer in de koelkast geplaatst worden.

14.3 Bewaren van toedieningsvormen

Voor verpakte geneesmiddelen geldt de bewaarconditie en de bewaartermijn zoals op de verpakking vermeld staat. Voor apotheekbereidingen geldt de houdbaarheid zoals beschreven in het FNA-voorschrift.

De bewaartermijn geeft aan hoe lang een product ongeopend bewaard kan worden. De gebruikstermijn geeft aan hoe lang het product gebruikt kan worden als de verpakking aangebroken is. De bewaartermijnen in de apotheek zijn meestal langer dan die bij de patiënt. Na openen bij iemand thuis is de kans op bederf groter dan wanneer de verpakking onafgebroken in de apotheek in de kast blijft staan. De bewaar- en gebruikstermijnen hangen af van de stabiliteit van de verwerkte geneesmiddelen en of er een conserveermiddel is toegevoegd. Als er geen conserveermiddel is toegevoegd, kan de gebruikstermijn variëren van 24 uur tot 2 weken. De meest gangbare toedieningsvormen en bewaar- en gebruikstermijnen zijn vermeld in ◘ tab. 14.1. De gebruikstermijn voor de patiënt moet op het afleveretiket worden vermeld.

14.4 Automatisch verpakken

14.4.1 Geneesmiddeldistributiesysteem

Bij het geneesmiddeldistributiesysteem (GDS), ook wel baxteren genoemd, worden voor een individuele patiënt geneesmiddelen verpakt in eenheden per toedieningstijdstip. Dit proces verloopt meestal automatisch, waarbij de geneesmiddelen verpakt worden door een distributie- of verpakkingsmachine in een reeks zakjes per tijdstip of soms zelfs in een apart zakje voor iedere tablet. Het verpakken van geneesmiddelen in deze distributievorm vindt meestal plaats in apotheken die daarin gespecialiseerd zijn, de zogenoemde GDS-apotheken. Deze GDS-apotheken moeten werken volgens de eisen die beschreven zijn in de GDS-norm. Sommige lokale apotheken hebben zelf GDS-apparatuur, waarbij ze voor hun eigen patiënten en/of andere zorginstellingen geneesmiddelen verpakken. Deze apotheken moeten voldoen aan de Nederlandse Apotheek Norm (NAN) respectievelijk Ziekenhuis Apotheek Standaard (ZAS) en aan de GDS-norm.

Apotheken hebben overeenkomsten met hun GDS-verpakker, waarbij de GDS-verpakker verantwoordelijk is voor het correct aanleveren van de inhoud van de zakjes aan de apotheek, op de manier waarop het in het apotheekbestand is opgenomen. De apotheek is echter weer verantwoordelijk voor alles wat wordt afgeleverd aan de patiënt of aan een instelling. Om die reden zullen veel apotheken dan ook regelmatig de inhoud van de baxterrollen controleren, doorgaans steekproefsgewijs en/of bij een bijzondere aanleiding (bijv. een risicovolle stof of een ingewikkeld schema).

14.4.2 Smart filling

In het geval van *smart* of *local filling* komen de geneesmiddeldoosjes voor de recepten van de patiënten alvast voorgesorteerd in groothandelskratten binnen in de apotheek. In de apotheek scant een apotheekmedewerker zowel het krat als het doosje, waarna de bijbehorende etiketten, behorend bij het recept, geprint worden en geplakt kunnen worden. De doosjes worden dus niet eerst opgeruimd in de kast. Door deze manier van werken 'bespaar' je een logistieke stap; namelijk de stap van het in de kast opruimen vanuit het groothandelskrat en het er daarna weer uitpakken voor een recept.

◘ **Tabel 14.1**   De meest gangbare toedieningsvormen en bewaar- en gebruikstermijnen

toedieningsvorm	bewaartermijn	gebruikstermijn (na openen)	bewaarconditie
capsules in voorraadpot in de apotheek	36 maanden	12 maanden	droog, niet in koelkast of vriezer
capsules in pot bij patiënt		12 maanden	droog, niet in koelkast of vriezer
zetpillen	24 maanden	een zetpil in een strip wordt pas geopend bij gebruik, gebruikstermijn = bewaartermijn	kamertemperatuur, bij hoge buitentemperatuur in de koelkast
vloeibare toedieningsvormen	12 maanden	6 maanden mits geconserveerd	buiten invloed van licht, kamertemperatuur
collodium		6 weken	
emulsie voor cutaan gebruik niet-geconserveerd		2 weken	
emulsie voor cutaan gebruik geconserveerd		6 maanden	
crème niet-geconserveerd (tube)		3 maanden	
crème idem in pot		1 maand	
crème geconserveerd in tube		12 maanden	
crème idem in pot		3 maanden	
gel niet-geconserveerd		2 weken in koelkast	
gel met alcohol		3 maanden	
gel waterhoudend in tube		3 maanden	
oplossing cutaan niet-geconserveerd		2 weken	
oplossing geconserveerd		6 maanden	
oplossing met alcohol		3 maanden	
pasta waterhoudend pot		1 maand	
pasta niet-waterhoudend pot		6 maanden	
shampoo		6 maanden	
strooipoeder		12 maanden	

14

(vervolg)

Tabel 14.1 (vervolg)			
toedieningsvorm	bewaartermijn	gebruikstermijn (na openen)	bewaarconditie
suspensie cutaan niet-geconserveerd		2 weken	
suspensie cutaan geconserveerd		6 maanden	
zalf niet-geconserveerd tube		3 maanden	
zalf niet-geconserveerd pot		1 maand	
zalf geconserveerd tube		12 maanden	
zalf geconserveerd pot		6 maanden	
oogdruppels		1 maand	
oordruppels		1 maand	

14.4.3 Central filling

Bij *central filling* worden de doosjes buiten de apotheek door een grootverpakker – meestal onderdeel van een groothandel – voorzien van het etiket voor de patiënt. Daarna worden ze kant-en-klaar afgeleverd bij de apotheek. Het verschil met GDS is dat de geneesmiddelen niet in eenheden per toedieningstijdstip worden verpakt. Ook worden de geneesmiddelen niet uit hun primaire verpakkingen gehaald. Het verschil met *smart filling* is dat de doosjes geëtiketteerd op naam van de patiënt in de apotheek komen, veelal verpakt in een zakje. Ze kunnen zo aan de patiënt afgeleverd worden. Incidenteel gebeurt het dan er een verkeerd doosje in een zakje binnenkomt. Daarom blijft het zaak om – al dan niet steekproefsgewijs – te controleren of alles klopt.

Meer over al deze processen lees je in het boek *Zo werkt het in de apotheek*.

Literatuur

Mentink, J. R., & Huizinga-Arp, C. R. C. (2020). *Zo werkt het in de apotheek. Basiswerk AG*. Houten: Bohn Stafleu van Loghum.

Gebruiksadviezen

Samenvatting

Om ervoor te zorgen dat het geneesmiddel op de juiste wijze werkt in het lichaam is het belangrijk de patiënt niet alleen advies te geven over het goed bewaren van de middelen, maar ook over het juiste gebruik. Voor verschillende toedieningsvormen gelden verschillende gebruiksadviezen. Het is belangrijk dat je kunt uitleggen welke gevolgen het heeft als de patiënt de adviezen niet opvolgt. Als patiënten gaan reizen, moeten ze weten welke adviezen er dan gelden. Om goed met patiënten te communiceren moet je zowel mondelinge instructie als schriftelijke instructie geven. Mondeling is vooral belangrijk als de patiënt moeite heeft met lezen en begrijpen. Dat heet laaggeletterd.

© Bohn Stafleu van Loghum is een imprint van Springer Media B.V., onderdeel van Springer Nature 2021
Y. M. Groot-Padberg, *Productzorg voor apothekersassistenten*, Basiswerk AG,
https://doi.org/10.1007/978-90-368-2614-3_15

Leerdoelen

Je kunt:

━ per toedieningsvorm beschrijven welke gebruiksadviezen er voor dit product gelden;

━ uitleggen welke gevolgen het heeft als de patiënt de adviezen niet opvolgt;

━ uitleggen hoe om te gaan met geneesmiddelen tijdens reizen.

15.1 Mondelinge en schriftelijke instructie

Bij iedere aflevering moet de gebruiker instructies krijgen hoe hij het geneesmiddel moet gebruiken. Op het etiket staat vermeld hoe het geneesmiddel gebruikt moet worden, maar de praktijk laat zien dat een groot aantal Nederlanders toch problemen heeft met het begrijpen hiervan. Naar schatting zou het hierbij zelfs gaan om circa 29 % van de volwassen Nederlanders! De meerderheid van hen is autochtoon Nederlander; ongeveer een derde van hen heeft een migratieachtergrond. Het zou dan gaan om circa 2,5 miljoen mensen. Als deze netjes over 2.000 apotheken zijn verdeeld, kent iedere apotheek 1.250 laaggeletterde patiënten. Sommige apotheken zullen er veel meer hebben; andere minder, afhankelijk van de wijk waarin de apotheek gevestigd is.

Het is daarnaast een probleem dat 'zorgbreed' ervaren wordt. Mensen die problemen hebben met taal of taalbegrip verschijnen bijvoorbeeld niet op een afspraak bij de specialist of ze komen onvoorbereid voor een onderzoek; ze gebruiken hun medicatie niet of verkeerd en lopen door dit alles soms ernstige gezondheidsrisico's. Het herkennen van wat men met een officiële term laaggeletterdheid noemt, is daarom erg belangrijk, ook in de apotheek. Gelukkig komt hier steeds meer aandacht voor. De instantie Pharos zet zich in om de zorg ook voor mensen met beperkte gezondheidsvaardigheden toegankelijk te maken. Iemand met beperkte gezondheidsvaardigheden leest bijvoorbeeld wel op een etiket 'driemaal daags een tablet', maar heeft vervolgens geen idee wat dit dan betekent en neemt drie tabletten in één keer in ▶ https://tinyurl.com/beperkte.

Laaggeletterdheid is in de praktijk niet altijd gemakkelijk te herkennen. Mensen zijn soms hun leven lang al gewend om het zo veel mogelijk te maskeren. Aan de balie hoor je dan bijvoorbeeld als je een informatiefolder samen wilt doorlezen: 'lees jij maar, ik heb mijn leesbril niet bij me' of 'ik heb nu eigenlijk geen tijd, geef maar mee'. Natuurlijk kunnen dit wel echt geldige redenen zijn, maar ze worden ook gebruikt om te maskeren dat men moeite met lezen en/of begrijpen heeft. Idealiter delen zorgaanbieders met elkaar de zorg voor laaggeletterden. Hoe handig zou het niet zijn als een voorschrijver op het recept al een code zet waardoor je weet dat je extra aandacht aan de mondelinge uitleg moet besteden omdat iemand het geschreven voorlichtingsmateriaal niet snapt. Sinds enige tijd kunnen apotheken ook voorlichtingsfilmpjes sturen; hiervoor moet de patiënt wel een mailadres hebben en toestemming geven om dit te ontvangen.

Maar ook mensen die wel goed kunnen lezen en begrijpen, hebben mondelinge instructie nodig. Onderzoek wijst namelijk uit dat men de dingen het best onthoudt als het zowel mondeling als schriftelijk gecommuniceerd wordt.

Daarnaast is het zo dat sommige medicatie verstrekt wordt met bijbehorende hulpmiddelen. Denk aan voorzetkamers bij inhalatiemedicatie, een doseerdop met spuit bij een antibioticakuur enzovoort. De gebruiker moet dan natuurlijk wel weten hoe hij deze hulpmiddelen moet gebruiken.

15

15.1.1 Vaste toedieningsvormen

Sommige patiënten hebben problemen met slikken van tabletten of capsules. In dat geval biedt een onlinenaslagwerk als Oralia (verkrijgbaar via de KNMP) uitkomst. Hierin kan worden opgezocht of een geneesmiddel vermalen mag worden. Dit is namelijk niet bij alle stoffen mogelijk. Soms omdat de werking tenietgedaan wordt als een stof direct in contact komt met maagzuur, soms omdat een stof te vies is of irritatie van slokdarm of maag kan veroorzaken. Als er geen bezwaren bestaan tegen het malen van tabletten of openmaken van capsules, moet de patiënt of diens (mantel)verzorger dit natuurlijk vervolgens wel kunnen. Voor reumapatiënten of slechtzienden kunnen deze handelingen soms te lastig zijn.

Contoleer daarom of het openmaken of mengen van de capsule-inhoud met halfvast voedsel voor de patiënt haalbaar is. Denk hierbij dan wel aan mogelijke wisselwerkingen. Zo kunnen niet alle geneesmiddelen gecombineerd worden met zuivelproducten, omdat hier kalk in zit waar het geneesmiddel aan kan binden. Appelmoes is wat dat betreft doorgaans een veilig alternatief. Onderzoek eerst in de apotheek wat er precies wel en niet kan. Houd daarbij ook rekening met eventuele risico's van het geneesmiddel voor een niet-gebruiker. Indien de methode van mengen met halfvast voedsel voor de patiënt niet haalbaar is, maak dan een instructie om het geneesmiddel vlak voor gebruik in vloeibare vorm te brengen en lever het af met die instructie en de benodigde hulpmiddelen. Eventueel benodigde hulpmiddelen zijn: wegwerpdrinkbeker, verpulverspuit met afsluitdopje, roerstaafje, spuit met luer- of kathetertipaansluiting.

15.1.2 Rectale toedieningsvormen

Zetpillen die in de koelkast bewaard worden, kunnen makkelijker ingebracht worden als de patiënt ze voor gebruik op kamertemperatuur laat komen. De zetpillen met een macrogolbasis moeten voor het inbrengen even vochtig gemaakt worden om irritatie van het slijmvlies te voorkomen (dit moet op het etiket worden vermeld en aan de patiënt worden medegedeeld).

Bij klysma's moet in sommige gevallen de inhoud beschermd worden tegen licht; dit kan door de flacon in aluminiumfolie te verpakken. Op het etiket moet worden vermeld: 'niet om in te nemen'. Er moeten ook aanwijzingen op staan over omschudden, bewaren (op welke manier en hoe lang) en hoe de inbrengapparatuur moet worden gebruikt. Als de flacon een omverpakking heeft om de inhoud tegen licht te beschermen, moet op het etiket ook vermeld worden dat de omverpakking niet mag worden verwijderd. Aangebroken klysma's moeten worden weggegooid en zijn niet geschikt voor hergebruik.

15.1.3 Vloeibare toedieningsvormen

Dranken worden afgeleverd met een maatbeker of maatlepel. Voor kleine hoeveelheden per keer of voor kinderdoseringen wordt een speciale doseerdop met spuitopzet meegeleverd. Deze *dose-packs* zijn er voor hoeveelheden van 2 tot 5 ml.

Niet-heldere vloeistoffen moeten voor gebruik geschud worden, zodat het geneesmiddel homogeen verdeeld is over de vloeistof en de patiënt bij elke toediening de juiste hoeveelheid krijgt.

Vloeibare uitwendige preparaten worden vaak afgeleverd met een depper of een roller.

15.1.4 Dermatica

Dermatica worden bij voorkeur afgeleverd in een tube. Dermatica in een tube zijn langer houdbaar dan in een pot. Vanwege de hygiëne adviseer je de patiënt de zalf of crème met een spatel te verdelen.

15.1.5 Oogmedicatie

Oogdruppels, oogzalven en ooggel zijn na openen altijd maximaal 1 maand houdbaar. Advies aan de patiënt is om het uiteinde van het flesje of de tube niet met de vingers aan te raken. Ook mag de druppelaar het oog of de wang niet raken. Een oogdruppelopzet helpt om de toediening makkelijker te maken.

15.1.6 Oordruppels

Sommige oordruppels moeten in de koelkast bewaard worden. De patiënt moet deze druppels voor gebruik op kamertemperatuur laten komen, bijvoorbeeld door het flesje ongeveer 5 minuten in de hand te houden. Het druppelen is dan minder onaangenaam.

15.2 Vakantie en productzorg

Patiënten die op vakantie gaan, stellen dikwijls vragen over het meenemen en bewaren van hun geneesmiddelen tijdens de reis. In het algemeen geldt dat de adviezen voor thuisgebruik ook gelden op reis. Het is vanwege de chemische en fysische stabiliteit belangrijk om geneesmiddelen altijd te bewaren in een omgeving met een zo constant mogelijke temperatuur. Wanneer mensen naar een land gaan met een ander klimaat moet rekening gehouden worden met een kortere houdbaarheid. In ◘ tab. 15.1 staat een overzicht van houdbaarheidstermijnen bij verschillende temperaturen.

Bij het vervoeren en bewaren van geneesmiddelen in een koelbox met koelelementen moet men ervoor zorgen dat het geneesmiddel niet in contact komt met de koelelementen. Door de temperatuur van de koelelementen, onder 0 °C, kan het geneesmiddel ontleden.

Raad patiënten aan de geneesmiddelen in de originele verpakking met bijsluiter mee te nemen. Ook een Actueel Medicatie Overzicht (een 'medicijnpaspoort') kan van pas komen in geval van verlies of diefstal van de medicatie.

Wanneer mensen met een vliegtuig reizen, raad je aan de geneesmiddelen in de handbagage mee te nemen en niet in de koffer. Niet alleen vanwege de kans op wegraken van de bagage, ook vanwege de temperatuur in het laadruim. De bagageruimte van het vliegtuig is onderhevig aan grote temperatuurschommelingen. De buitentemperatuur op 10 km hoogte is circa −40 °C. De temperatuur in de laadruimte van het vliegtuig wordt door de betere luchtvaartmaatschappijen op 4 °C gehouden, maar temperaturen van boven de 15 °C zijn ook gemeten en temperaturen onder het vriespunt zijn evenmin uit te sluiten.

◘ **Tabel 15.1** Houdbaarheidstermijnen bij verschillende temperaturen

aanbevolen bewaarconditie	normale houdbaarheid	houdbaarheid bij max. 25 °C	houdbaarheid bij max. 35 °C
2–8 °C	1 maand	48 uur	12 uur
	6 maanden	10 dagen	48 uur
	1 jaar	3 weken	5 dagen
15–25 °C	1 maand	–	1 week
	6 maanden	–	6 weken
	1 jaar	–	3 maanden

Opiumwetmiddelen mogen in veel gevallen alleen meegenomen worden naar het buitenland met een verklaring. In Europa kan de patiënt een Schengen-verklaring meenemen, naar andere landen is een Engelstalige verklaring van de voorschrijver nodig.

Retourgeneesmiddelen

Samenvatting

Naast dat er in de apotheek geneesmiddelen en hulpmiddelen afgeleverd worden, wordt er regelmatig iets teruggebracht. Deze retourgeneesmiddelen worden ter vernietiging teruggenomen door de apotheek en mogen niet meer in de handel worden gebracht. De kwaliteit kan immers niet meer gegarandeerd worden zodra het middel de apotheek heeft verlaten. De stoffen zijn schadelijk voor het milieu. Daarom mogen ze niet zomaar bij het huishoudelijk afval gedaan worden. Ze worden verzameld in een afvalton en door een afvalverwerkingsbedrijf vernietigd. Ze mogen niet door de gootsteen of het toilet worden gespoeld, omdat dat schadelijk is voor de dieren en planten die in het water leven. Teruggebrachte spuiten en naalden worden in een speciale afvalbak verzameld, een naaldencontainer.

© Bohn Stafleu van Loghum is een imprint van Springer Media B.V., onderdeel van Springer Nature 2021
Y. M. Groot-Padberg, *Productzorg voor apothekersassistenten*, Basiswerk AG,
https://doi.org/10.1007/978-90-368-2614-3_16

Leerdoelen

Je kunt:

- uitleggen wat je moet doen met medicatie die de patiënt terugbrengt;
- veiligheidsmaatregelen treffen bij het opruimen van oude medicijnen;
- patiënten uitleggen waarom de apotheek teruggebrachte medicatie moet vernietigen.

16.1 Medicijnresten

Teruggebrachte medicijnen worden vernietigd. Apothekers kunnen ze niet opnieuw aan een patiënt meegeven, omdat de veiligheid ervan niet meer gegarandeerd kan worden. Er is immers geen bewijs dat de patiënt de medicijnen op een goede manier bewaard heeft. En ook heb je natuurlijk nooit de garantie dat mensen er geen rare dingen mee hebben gedaan, bijvoorbeeld er een giftige stof hebben ingespoten of een andere verontreiniging hebben aangebracht. De restanten van medicijnen worden aangemerkt als klein chemisch afval of klein gevaarlijk afval. Dit omdat het schadelijk is als deze resten in het oppervlaktewater terechtkomen. Medicijnresten in het water hebben invloed op de planten en dieren die in het water leven. Jaarlijks komen via de urine en ontlasting van patiënten al veel medicijnresten in het riool terecht. Het kost veel moeite deze resten in de waterzuivering te verwijderen. Daarom moet voorkomen worden dat ongebruikte medicijnen ook in het water terechtkomen. Gemeenten zijn op basis van de Wet Milieubeheer verantwoordelijk voor de inzameling en verwerking van het klein chemisch afval van hun inwoners. Bewoners kunnen hun medicijnafval daarom naar de milieustraat brengen, in plaats van hun pillen door de wc te spoelen of hoestdrankjes te legen in de gootsteen. Veel medicijngebruikers, zoals ouderen, zijn vaak niet goed ter been. Het is daarom wenselijk dat zij ook dicht bij huis hun medicijnafval kwijt kunnen. Daarom ondersteunen apothekers gemeenten bij de uitvoer. Patiënten kunnen hun overgebleven geneesmiddelen inleveren bij de apotheek. Sommige apotheken hebben hiervoor een speciale afvalzak die patiënten kunnen gebruiken. De etiketten, waarop de patiëntgegevens staan, moeten verwijderd zijn. Bij het huisvuil mogen wel lege ampullen, insulinepatronen, watten en verbandmiddelen. Ook verpakkingsmateriaal hoeft niet bij de apotheek ingeleverd te worden. Bijsluiters en kartonnen doosjes en dergelijke kunnen bij het oud papier. De KNMP is in 2020 een actie gestart om mensen bewust te maken van de schadelijke gevolgen van medicijnresten in het milieu (◻ fig. 16.1).

Ook groeit er een maatschappelijk onbehagen over de soms grote hoeveelheden geneesmiddelen die vernietigd moeten worden. Men zoekt daarom naar manieren om toch veilig te kunnen hergebruiken. De eisen van de Falsified Medicines Directive (FMD) bemoeilijken hergebruik echter ook. Immers, een middel is volgens de FMD al 'uitgescand' en kan dan niet nogmaals vrijgegeven worden. En zo zijn er nog wel meer haken en ogen aan hergebruik. Hoe gek het ook klinkt: het is soms ook met het oog op kosten voordeliger om een doosje waarvan de inhoud maar een paar centen kost te laten vernietigen dan om hiervoor een heel verantwoord 'terugneemproces' te ontwikkelen (als dat er al zou kunnen zijn). Misschien dat er daarom ook eerst iets wordt geregeld voor hergebruik van heel dure geneesmiddelen.

16

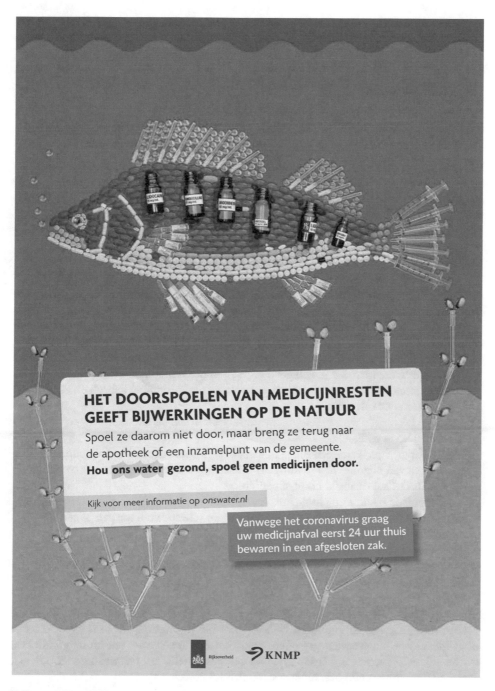

▣ **Figuur 16.1** KNMP-poster

Bij dit alles geldt natuurlijk dat voorkomen beter is dan genezen! Ook met het oog op verspilling is het dus goed om mensen goed voor te lichten, zodat ze niet iets mee naar huis nemen wat ze misschien wel helemaal niet willen gebruiken of in hoeveelheden krijgen die simpelweg veel te groot zijn. Apothekers en voorschrijvers hebben hierin een gezamenlijke verantwoordelijkheid.

16.2 Afvalton

Teruggebrachte medicijnen worden in de apotheek verzameld in een afvalton. Gebruikte naalden worden verzameld in een naaldencontainer. Volle afvaltonnen worden door de afvalophaaldienst van de gemeente opgehaald en vernietigd. Vaak zijn per regio afspraken gemaakt tussen apothekers en gemeenten om dit goed te regelen.

16.3 Prikaccidenten

Als je werkt met spuiten en naalden kan het voorkomen dat je je prikt aan een naald. Dit heet een prikaccident. Een prikaccident is een verzamelnaam voor prik-, snij-, bijt- of spatongevallen waarbij je op een zodanige wijze in contact komt met menselijk bloed en/of speeksel dat je het risico loopt besmet te worden met hepatitis B, hepatitis C en/of hiv. Om prikaccidenten te voorkomen tref je in de apotheek de volgende maatregelen:

— Neem alleen naalden aan in een goed afgesloten naaldencontainer; leg bij uitgifte van een lege naaldencontainer uit hoe de patiënt de container moet gebruiken en goed kan sluiten voor inleveren.
— Vraag bij het aannemen van retourgeneesmiddelen in een tas altijd expliciet na of er geen losse naalden in zitten.
— Deponeer gebruikte naalden die je in de apotheek moet gebruiken (bijvoorbeeld bij het maken van bijzondere bereidingen) direct in een daarvoor bestemde container (◘ fig. 16.2). Laat de naald nooit slingeren.
— Steek nooit de naald terug in de huls (recappen).
— Gooi nooit naalden (ook geen schone) of andere scherpe voorwerpen in een afvalzak.
— Zorg ervoor dat de naaldencontainer nooit te vol is.
— De bezorger heeft een container mee waar de naalden die de patiënt inlevert in gedaan kunnen worden.

Mocht ondanks de maatregelen toch een prikaccident optreden, dan wordt de wond eerst grondig uitgespoeld, onderzocht hoe groot het besmettingsrisico is en worden er mogelijk andere maatregelen getroffen, zoals het toedienen van een antibioticum. De apotheek kan hiervoor een beroep doen op een gespecialiseerd team van de arbodienst, waarmee de apotheek een overeenkomst heeft.

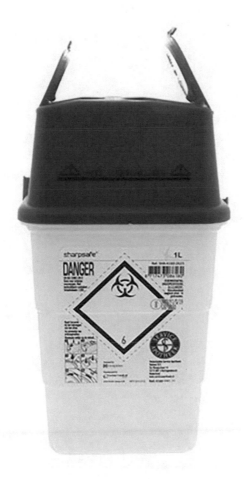

⊡ Figuur 16.2   Naaldencontainer

Bijlage

Register

A

aa 53
aanpassen van handelspreparaten 75
aanstipvloeistof 102
ad 53
adeps solidus 90
afscherming 14
afweegpapier 41
AIS. *Zie* apotheekinformatiesysteem
alcohol 66
allergie 18
apotheekinformatiesysteem (AIS) 3
apparaten 17
– gebruiksinstructie 17
aqua 64
– demineralisata 64
– destillata 64
– purificata 64
arbeidshygiëne 13
Arbeidsomstandighedenwet 11
atoom 58

B

bacterie 30
balans 43
– elektronische 43
– nulstand 44
– weegvermogen van de 43
barcode 44
basiscrème 103, 106
basispreparaat 105
basiszalf 103
bedrijfshulpverlener (BHV'er) 11
bedrijfshulpverlening 11
bereidingsapotheek 2
beschermingsmiddelen, persoon-
    lijke 14
besluit kleurstoffen farmaceutische
    producten 70
bewaarcondities 112
bezorgen van geneesmiddelen 119
BHV'er. *Zie* bedrijfshulpverlener
bijsluiter 99
biologicals 62
brand 16
– maatregelen 16
brandblusmateriaal 16
brandgevaar 16
brandspiritus 66
bronmaatregelen 13

C

cao arbeidsomstandigheden
    apotheken 12
capsule 'body' 84
capsule 'cap' 84
capsulenummers 85
carbomeerwatergel 106
central filling 123
chargenummer 44
chemisch afval 21, 132
chemische naam 59
CMR-stoffen 18
cold chain 117
collodium 102
contaminatiebron 33
corrosieve stoffen 21
crème 102
cremor 102
cutaan 122
cytostatica 19

D

deeltjesgrootte 80
desinfecteren 33
desintegrans 64
dikvloeibare vloeistof 66
distributieketen 117
dose-pack 100
doseerdop met spuitopzet 100
druppelopzet 100

E

elektronische balans 43
emulgator 97
etiketteren 3, 100
etikettering gevaarlijke stoffen 21
expiratiedatum 110

F

Falsified Medicines Directive (FMD) 3
fase van de stof 56
fijnheidsgraad 80
fijnwrijven 80
FMD. *Zie* Falsified Medicines Directive
FNA-klysmaflacon 92

G

GDS. *Zie* geneesmiddeldistributie-
    systeem
gebruiksinstructie 17, 76
gebruikstermijn 113
gel 102
gelatinecapsule 84
geneesmiddeldistributiesysteem
    (GDS) 121
gevaarlijke stof 17
– CMR 18
gevaarsymbolen 21
giftige stoffen 21
gist 30
glas 100
grambalans 43
grondstof 64

H

H-zin 21
homogeen 82
homogeen mengsel 80
houdbaarheid 5
huidaandoening 103
huiddesinfectie 33
humectans 106
hydrofiel 66, 97, 98
hydrofiele basis 91
hydrofiele oplossing 107

I

I.E.. *Zie* internationale eenheden
I.U.. *Zie* international units
Informatorium Medicamentorum 41
infuuszak 21
international units (I.U.) 53
internationale eenheden (I.E.) 53
inventaris 41
ioniserende straling 19
irriterende stoffen 21

K

kalibreren 44
kankerverwekkende stof 20
kleurstof 70
klysma 91, 92
klysmaflacon 91

klysmazak 92
KNMP Kennisbank 41
kwaliteit 24

L

laaggeletterdheid 126
Laboratorium Nederlandse
    Apothekers (LNA) 25
LAF-kast 75
lipofiel 66, 97, 98
lipofiele basis 90
LNA. *Zie* Laboratorium Nederlandse
    Apothekers
LNA-procedure 25
luchtverversingsapparatuur 21
luchtvochtigheidsgraad, relatieve 84
luchtzuiveringsapparatuur 21

M

m/m% 51
maatbeker 100
maatcilinder 46
maatkolven 47
maatlepel 100
maatpipet 46
maatregelen bij brand 16
MAC. *Zie* maximaal aanvaardbare
    concentratie
MAC-waarde 19
macrogolen 91
massa 48
maximaal aanvaardbare concentratie
    (MAC) 19
medicijnpaspoort 128
mengen 82
mengverhouding, ideale 83
meten 45
microbiologische kwaliteit 107
microgram 49
microklysma 91
microniseren 103
milligrambalans 43
moleculair verdeeld 90
molecuul 57
mondelinge instructie 126
mortier 80
mucilago 102

N

NAN. *Zie* Nederlandse Apotheek Norm
Nederlandse Apotheek Norm
    (NAN) 31

neutraliseren 106
nulstand van de balans 44

O

O/W-crème 104
objectief 47
olie in water 104
omschudden-sticker 100
ontleden 110
oplosbaarheid 94
oplosmiddel 65
oplossnelheid 94
oppervlaktedesinfectie 33
oppervlakten 33
Oralia 127
oxiderende stoffen 21

P

P-zin 21
parenteralia 36
pasta 102
PEG. *Zie* polyethyleenglycolen
penseeldop 100
pipet 46
plofkast 16
poederafzuigsysteem 21
poedermengregels 83
polyethyleenglycolen (PEG) 91
prikaccident 134
procedures 25
– Laboratorium Nederlandse
    Apothekers (LNA) 25
protocol 24

R

R- en S-zinnen 21
rectaal 90
rectiole 91
rectum 90
relatieve dichtheid 52
reukstof 70
Romeinse cijfers 49
RVS-mortier 104

S

Schengen-verklaring 129
schimmel 30
schimmelvorming 66
schudmixtuur 107
SI-eenheden 48

slijmstof 95
smaakcorrigens 66
smaakstof 70
smart filling 121
smeersel 102, 108
smeltpunt 91
soft gelatin capsule 84
spoelvloeistof 37
– steriele 37
spreiding 87
spuit 47
steekpipet 46
steriel 34
sticker 3, 99
stropen 66
suppositorium 90

T

tarreren 44
tube 105
tubesluittang 105

U

unguentum 102

V

veiligheidsinformatieblad 20
ventilatiemaatregelen 14
verpakken 100
verpakkingsafval 21
viscositeit 90
viskeus 95
vlambrander 17
vluchtige vloeistof 16
voor toediening gereedmaken
    (VTGM) 74
VTGM. *Zie* voor toediening
    gereedmaken

W

W/O-crème 104
water 64
water in olie 104
water van goede microbiologische
    kwaliteit 65
webapplicatie 26
weegvermogen 43

Z

Printed in the United States
By Bookmasters